《黄帝内经》扶阳大法

田合禄 著

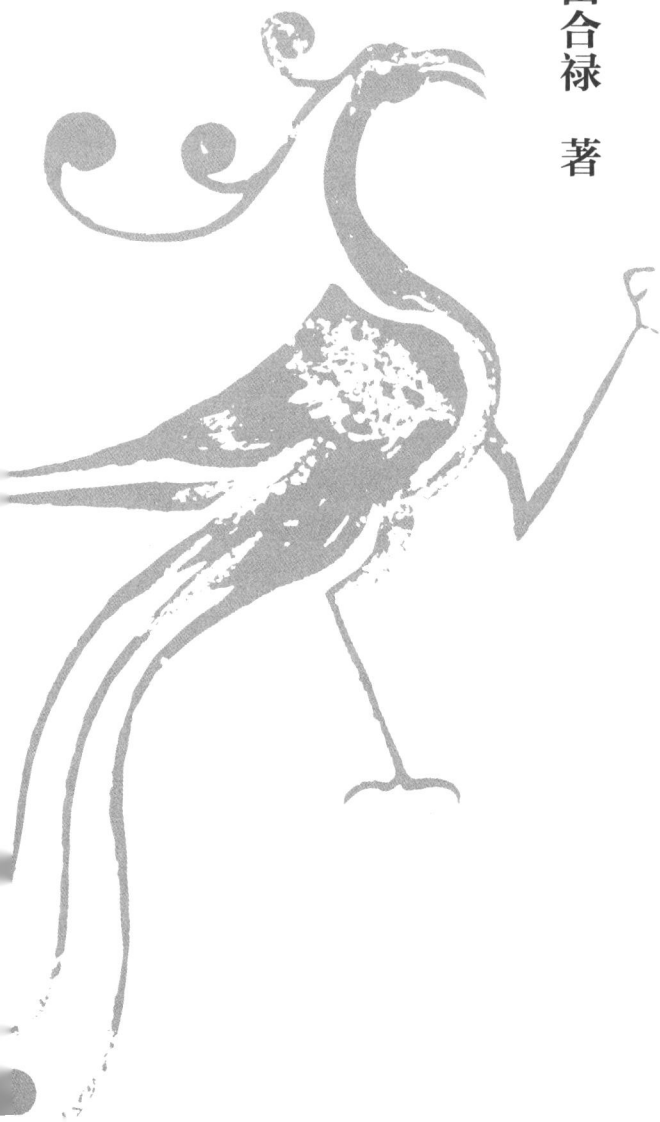

中国中医药出版社
·北京·

图书在版编目（CIP）数据

《黄帝内经》扶阳大法 / 田合禄著 . -- 北京：中
国中医药出版社 , 2025. 4.
ISBN 978-7-5132-9322-8

Ⅰ . R221

中国国家版本馆 CIP 数据核字第 20250JN232 号

中国中医药出版社出版

北京经济技术开发区科创十三街 31 号院二区 8 号楼
邮政编码　100176
传真　010-64405721
廊坊市佳艺印务有限公司印刷
各地新华书店经销

开本 710×1000　1/16　印张 9.75　字数 164 千字
2025 年 4 月第 1 版　2025 年 4 月第 1 次印刷
书号　ISBN 978 - 7 - 5132 - 9322 - 8

定价　48.00 元
网址　www.cptcm.com

服 务 热 线　010-64405510
购 书 热 线　010-89535836
维 权 打 假　010-64405753

微信服务号　zgzyycbs
微商城网址　https://kdt.im/LIdUGr
官 方 微 博　http://e.weibo.com/cptcm
天猫旗舰店网址　https://zgzyycbs.tmall.com

如有印装质量问题请与本社出版部联系（010-64405510）

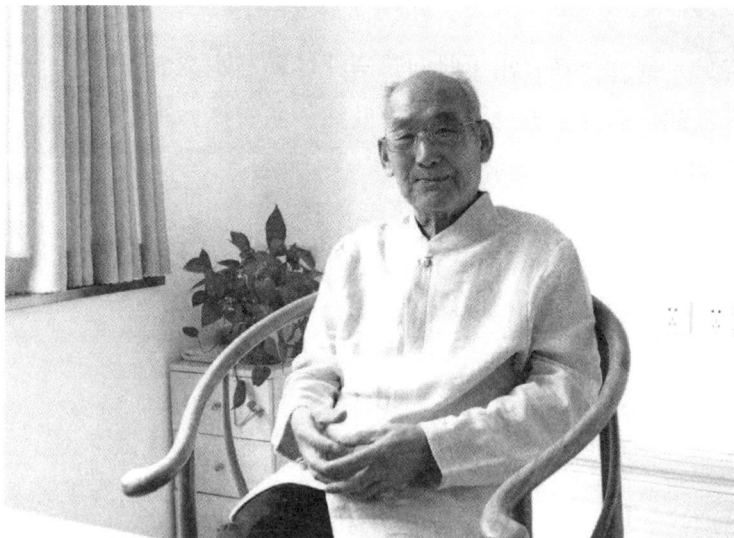

　　田合禄，男，1942 年出生，执业中医师，"中医太极三部六经体系"创始人，北京中医药大学特聘教授、学科建设带头人。北京中医药大学成立了"田合禄传承工作室"。田合禄兼任国家中医药管理局"北京中医药大学高层人才培养基地"特聘专家、河南中医药大学客座教授、中医核心基础理论探源工程专家委员会委员、长春中医药大学五运六气研究所特聘专家、北京针灸学会五运六气专家委员会顾问、澳大利亚中医五运六气学会名誉会长，曾受邀去美国、法国、日本、澳大利亚等国讲学。

　　田合禄多年潜心研究《黄帝内经》《伤寒论》《脾胃论》，吸纳《周易》太极理论，阐明"古太极图"来源于古人实践科学活动，证实并阐明中医学的科学根基，**对易学和中医学作出重大贡献**。创建的"中医太极三部六经体系"理论用于外感、内伤疾病临床效果良好。由于对易学研究的突出贡献，2003 年荣获"易都杯"易学研究优秀成果奖。从事中医临床工作 40 多年，发表论文40 多篇，出版著作 20 多部，并多次获奖。其多部力作如《周易真原》《内经真原》《伤寒真原》《针灸真原》《五运六气解读伤寒论》《五运六气解读脾胃论》《从〈黄帝内经〉说古代天文历法基础知识》等深得学术界好评。《中医内伤火病学》是全面论述内伤火病的著作，曾获 1993 年度第九届北方十省市优秀科技图书二等奖。《五运六气临床应用大观》一书，于 2006 年荣获山西省第七届优秀科普作品二等奖。2017 年 12 月，北京中医药大学名医工程"田合禄传承工作室"成立。

在临床中用五运六气理论结合出生时间，治疗各种疑难杂症，如各种肺病、心脏病、脑部疾病、癌症、类风湿病、皮肤病、肠胃病、高血压、高血糖、妇科病等效果肯定。

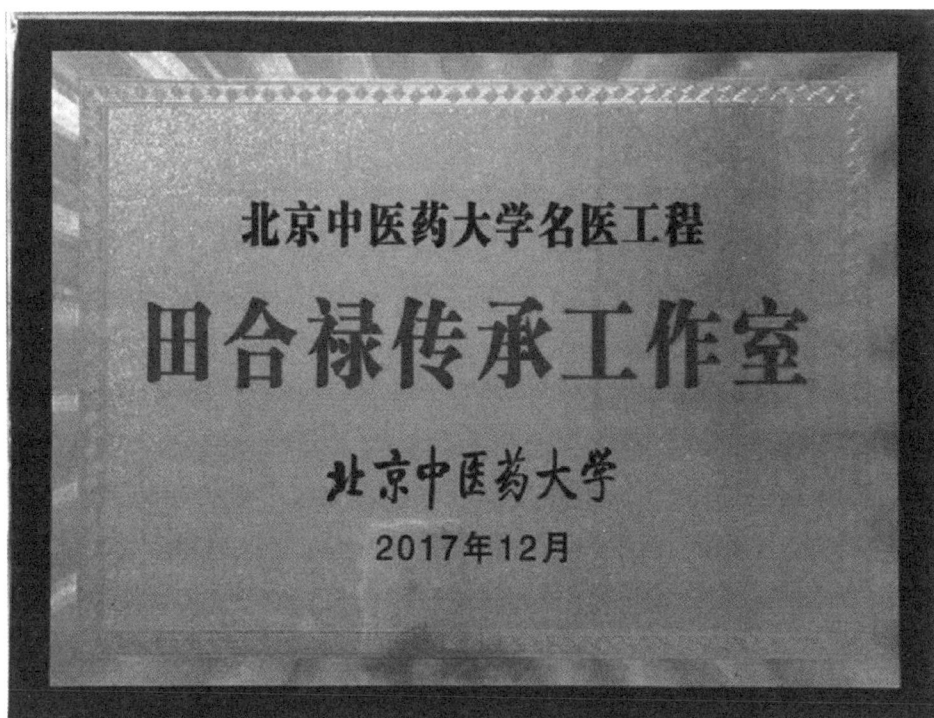

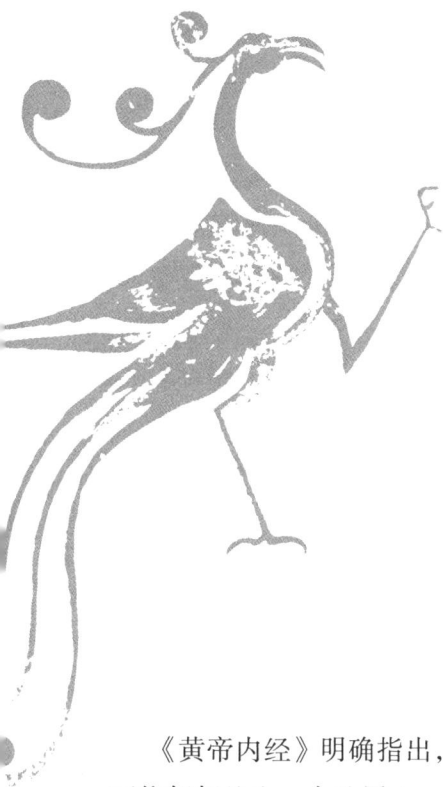

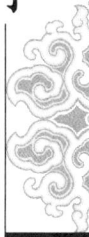

《黄帝内经》明确指出，自然界的阳气本源就是太阳，太阳光普照大地，万物郁郁丛生。大地属土，人应之，则曰"所谓阳者，胃脘之阳也"，十分明确说人体阳气在脾胃土，并进一步在标本中气理论中定义出"胃脘之阳"是从本的"少阳太阴"，由此得出春夏阳仪和秋冬阴仪两仪、春夏秋冬四象，以及左右阴阳升降、金木生成之终始。综观古今医书，《黄帝内经》这种"胃脘"阳气观点完全被继承者，只有张仲景《伤寒卒病论》。

张仲景《伤寒论》完全继承了《黄帝内经》从本的"少阳太阴"思想，所以特别重视"少阳病""太阴病"，外感病由阳入阴，突出"胃脘阳气"的重要作用，知道者罕见，少阳病和太阴病虽然条文最少，而内容最多，散见于太阳病、阳明病、少阴病、厥阴病各篇。

《素问·上古天真论》说："五七，阳明脉衰，面始焦，发始堕。六七，三阳脉衰于上，面皆焦，发始白……六八，阳气衰竭于上，面焦，发鬓颁白。七八，肝气衰，筋不能动，天癸竭，精少，肾脏衰，形体皆极。"《灵枢·天年》说："五十岁，肝气始衰，肝叶始薄，胆汁始减，目始不明。六十岁，心气始衰，苦忧悲，血气懈惰，故好卧。七十岁，脾气虚，皮肤枯。"在正常生理情况下，人到50岁以后，肝、心、脾就阳衰了，反映阳气盛衰的目（命门）就开始花了，故《灵枢·水胀》说"水始起也，目窠上微肿，如新卧起之状"。更何况还有《素问·生气通天论》所论六淫、劳倦、情志伤阳呢！

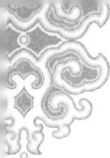

金元之后兴起的扶阳学说却强调扶肾阳，强调肾命门阳气，全不知《黄帝内经》目命门平旦应太阳通阳之本义，让人痛心疾首，误人子弟啊！为此，笔者广搜《黄帝内经》对阳气的阐述，以飨读者，知其源头，不误入歧途。

滑县田堤口　田合禄

2025 年立春于北京寓所

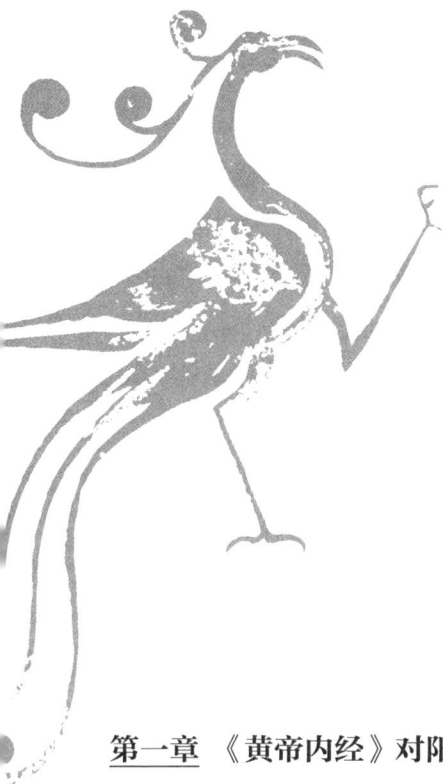

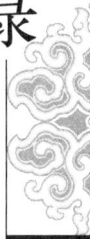

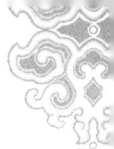

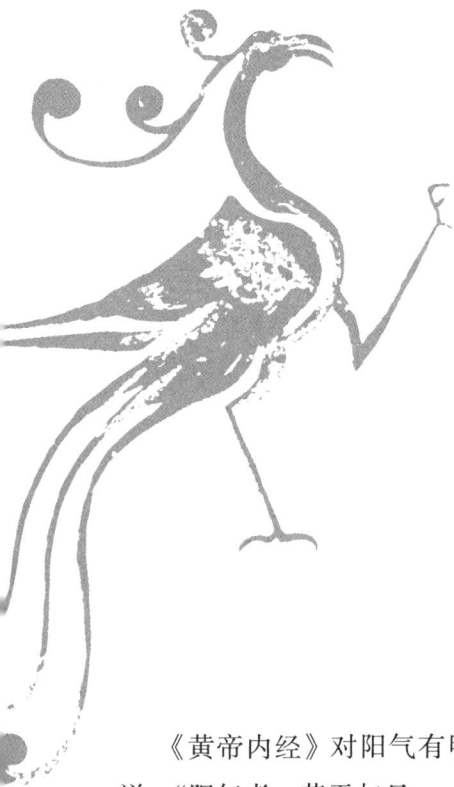

　　《黄帝内经》对阳气有明确定义，《素问·生气通天论》说："阳气者，若天与日……故天运当以日光明。"经文名言天的实质内容是太阳，自然界的阳气就是太阳的光照。万物生长靠太阳，没有太阳就没有自然界的一切生命。

　　故经言"天为阳""日为阳"（《素问·六节藏象论》《灵枢·阴阳系日月》）。《灵枢·邪客》说"天有日月，人有两目"，《素问·阴阳应象大论》说"人右耳目不如左明"，可知阳气以左目为主。

　　太阳的运动特性有日周期和年周期，这在《黄帝内经》都有论述。

第一节　太阳周日运动规律

　　《黄帝内经》多次论述太阳日周期运动规律，太阳日周期运动的特性是东升西落，分白昼和黑夜，白昼为阳，黑夜为阴。

　　《素问·生气通天论》说："阳气者，一日而主外，平旦人气生，日中而阳气隆，日西而阳气已虚，气门乃闭。"

《素问·金匮真言论》说:"平旦至日中,天之阳,阳中之阳也;日中至黄昏,天之阳,阳中之阴也;合夜至鸡鸣,天之阴,阴中之阴也;鸡鸣至平旦,天之阴,阴中之阳也。故人亦应之。"

《灵枢·顺气一日分为四时》说:"一日分为四时,朝则为春,日中为夏,日入为秋,夜半为冬。"

《灵枢·营卫生会》说:"日中而阳陇为重阳,夜半而阴陇为重阴……夜半为阴陇,夜半后而为阴衰,平旦阴尽而阳受气矣。日中为阳陇,日西而阳衰,日入阳尽而阴受气矣。"

经文"平旦""日中""日西""夜半"就是以太阳周日光照强度言分为平旦、日中、日西、夜半四象的。上古时代人用肉眼看出来的天象,看到的是太阳绕地球转,不是地球绕太阳转。没有"地心"说、"日心"说,是观察者"地中心"说(见图1-1)。

上午太阳升为少阳,日中阳气盛为太阳,日西阳气衰为阳明,可参阅《伤寒论》六经欲解时图(图1-2),一目了然。

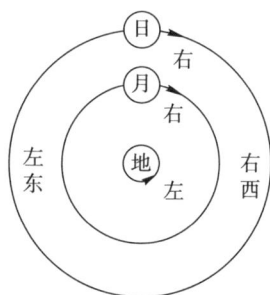

图1-1 坐地观天日月绕地旋

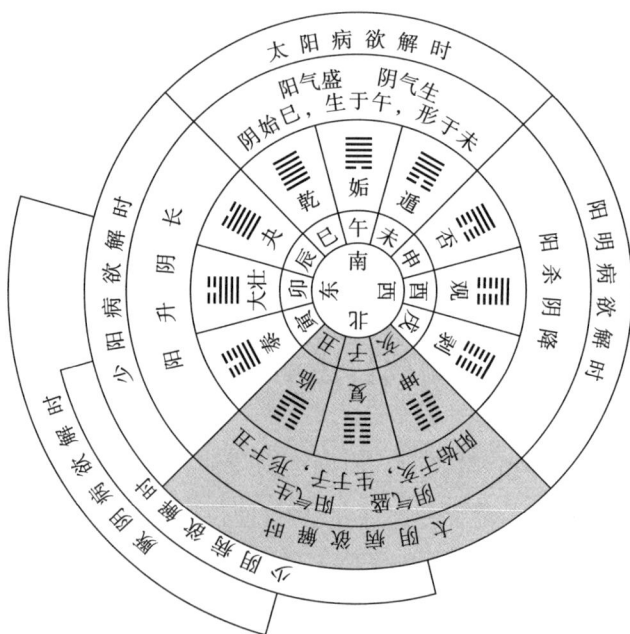

图1-2 六经欲解时四经应四时图

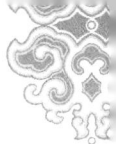

从太阳周日运动来说，经文告诉我们，六经阳气强弱变化规律是：上午平旦少阳阳气升发，中午太阳阳气强，下午阳明阳气降，夜里太阴阴气盛，子时少阴天道一阳来复，丑时厥阴地道一阳来复。这是太阳周日规律下人们的六经阳气强弱体质。

六经欲解时图的四经：一是少阳三焦主春天，二是太阳心主夏天，三是阳明肺主秋天，四是太阴脾主冬天，是心、肺、脾三本和阳气之本——少阳、三焦。太阳心和阳明肺"病发于阳"，少阳三焦和太阴脾"病发于阴"。

第二节　太阳周年运动春夏为阳

《素问·四气调神大论》说："春三月……夏三月……秋三月……冬三月……夫四时阴阳者……春夏养阳，秋冬养阴。"

太阳年周期视运动的特性是太阳南北回归三线四点视运动（图 1-3），三线指北回归线、南回归线、赤道线，四点指冬至、夏至、春分、秋分。自然界以春夏为阳（太阳从南回归线往南回归线运行），故云"春夏养阳"。

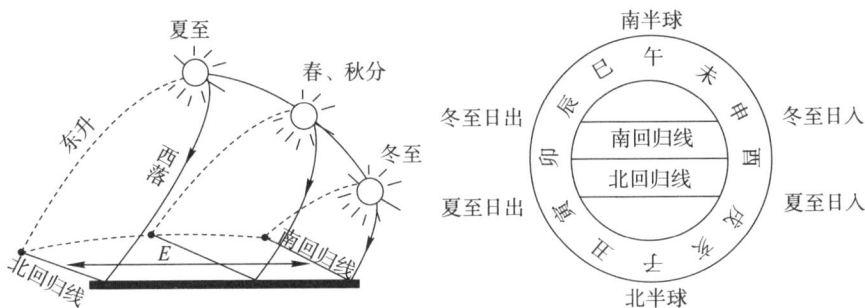

图 1-3　太阳周年南北回归视运动三线四点运行图

春主风，夏主暑热。《素问·阴阳应象大论》说："阳之气，以天地之疾风名之。"所以春天的厥阴风木和夏天的太阳心火及替心君行令的少阳相火主春夏阳气。

古人坐地观天，首先面南看到的是天上最大的日月天象，不是北斗星小星天象。《周易·系辞传》说"是故法象，莫大乎天地；变通，莫大乎四时；县象着明，莫大乎日月"，"日月运行，一寒一暑"，故云：《易》有太极，是生两仪，两仪生四象，四象生八卦。八卦定吉凶，吉凶生大业……是故天生神物（日月），圣人则之；天地变化，圣人效之；天垂象，见吉凶，圣人象之；河出图，洛出书，圣人则之。《易经》有四象，所以示也；《系辞》焉，所以告也；定之以吉凶，所以断也。"

直接观察太阳光线刺眼，所以上古人发明通过立杆测日影来掌握太阳运动规律（见图1-4），并获得阴阳鱼太极图表达太阳阳气的盛衰变化。

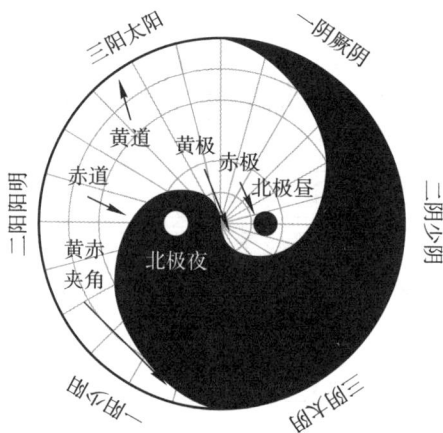

图1-4 太极图显示人身六经阳气强弱次序

从太阳年周期运动立杆测日影所获得的太极图可以看出，一年六经阳气强弱次序是：冬至少阳一阳来复，春分二阳阳明阳气升发，夏至三阳太阳阳气最盛而厥阴一阴来复，秋分二阴少阴阴气降，冬至三阴太阴阴气最盛而一阳少阳阳气来复。这是太阳周年运动规律下人身六经阳气强弱的体质。

一、相火之名

相火之名，首见于《素问·天元纪大论》："君火以名（抄错为明），相火以位。"王冰注曰："君火在相火之右，俱立名于君位，不立岁气，故天之六气，不偶其气以行，君火之政，守位而奉天之命，以宣行火令尔。以名奉天，故曰君火以名。守位禀命，故云相火以位。"王氏改"君火以明"为"君火以名"，将"明"易"名"，大有深意。

心之君火必须依重相火的作用，才能使机体平安无病。君火虽有君主之名，只是"名誉"君主而已，实权却在"位"之相火，相火代君行令。王氏对

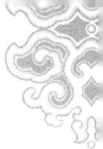

相火的注释发挥，可谓千古绝唱。"相火以位"，《周易·系辞传》说"圣人之大宝曰位"，指相火的主宰地位。所以"相火以位"是说相火主宰着人的生命，是机体的大宝。

自然界的相火就是太阳，人体阳气的本质是少阳三焦相火。少阳三焦相火是人身一轮红日。《素问·金匮真言论》说："平旦至日中，天之阳，阳中之阳也；日中至黄昏，天之阳，阳中之阴也；合夜至鸡鸣，天之阴，阴中之阴也；鸡鸣至平旦，天之阴，阴中之阳也。故人亦应之。"人身的相火应于自然界的太阳，故云"人亦应之"。

二、自然界相火之位

相火是六气之一的暑气，《素问·天元纪大论》说："寒暑燥湿风火，天之阴阳也，三阴三阳上奉之。"在三阴三阳中名之为少阳。《素问·天元纪大论》说："少阳之上，相火主之。"《素问·六微旨大论》说："少阳之上，火气治之。"在六气顺序排行第三。《素问·六元正纪大论》说：

少阳司天之政，气化运行先天，天气正，地气扰，风乃暴举，木偃沙飞，炎火乃流，阴行阳化，雨乃时应，火木同德，上应荧惑岁星。其谷丹苍，其政严，其令扰，故风热参布，云物沸腾，太阴横流，寒乃时至，凉雨并起……

三之气，天政布，炎暑至，少阳临上，雨乃涯。民病热中，聋瞑血溢，脓疮咳呕、鼽衄、渴、嚏欠、喉痹目赤，善暴死。

经文明确指出六气少阳"炎暑"位于"三之气"，即阴历五六月的炎暑天气。《素问·至真要大论》说：

少阳司天，其化以火。

少阳司天，火淫所胜，则温气流行。

从五运阳气说，《素问·气交变大论》说：

岁火太过，炎暑流行。

岁火不及，寒乃大行。

三、相火的性质

"相火"是《黄帝内经》的重要内容，可名之为六气中的暑气。《素问·五运行大论》说："暑以蒸之……暑胜则地热。"

相火属于少阳。《素问·天元纪大论》说："少阳之上，相火主之。"《素问·六微旨大论》说："少阳之上，相火治之。"于此可知，相火主人阳气。

少阳相火，是人体阳气之源，主人体的基本温度。至于少阳相火所主阳气位置，《素问·阴阳别论》说："所谓阳者，胃脘之阳也。"《素问·阳明脉解》说："四肢者，诸阳之本也。"《素问·阴阳应象大论》说："清阳出上窍……清阳发腠理……清阳实四肢。"《灵枢·邪气脏腑病形》说："诸阳之会，皆在于面。"

《黄帝内经》说得清清楚楚，人体阳气本位在"胃脘"，就是说在脾胃土。而脾胃土主四肢，故云"四肢者，诸阳之本也"及"清阳实四肢"。头为首，为天，天为阳，故云头为"诸阳之会"。

《黄帝内经》如此肯定地说人体阳气在脾胃土，根本就没有说过阳气在肾，奈何后世之人非要说阳气本源在肾？！由上述可知，少阳相火是阳气之源位在中土脾胃，生化营卫气血"以补精益气"（《素问·脏气法时论》）。

四、相火代君行令

《灵枢·邪客》说："少阴，心脉也。心者，五脏六腑之大主也，精神之所舍也，其脏坚固，邪弗能容也，容之则伤心，心伤则神去，神去则死矣。故诸邪之在于心者，皆在于心之包络。包络者，心主之脉也。"心包络代心受邪，心包络代君行令，故云心包络相火是心君火的使者；虽说相火受心君火的支配，但心包络主心之血脉及代心君受邪，反称"心主"。所谓"心主"，就是主宰心脏血脉的运行，主百脉的正常与否。这就是说，心之君火必须倚重于少阳相火的作用，并且相互密切配合，以温养机体，才能使机体平安无病。

五、相火年位

《素问·五运行大论》说："寅申之上，少阳主之。"寅为虎年，申为猴年，故虎年、猴年少阳相火司天。

《黄帝内经》问世之后，历代医家对相火的注疏发挥各抒己见，有龙雷火之论，有人火、天火之称，有心火、肾中虚火之说，有阴火、阳火之谓……支派繁多，不一而足。笔者只是遵照《黄帝内经》之说：相火在"胃脘"。

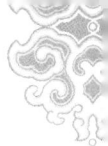

六、相火运动

相火是自然界中的太阳，有周日和周年运动规律。相火是人体的阳气，人应于天，在人体为卫气，卫气亦有周日和周年运动规律之分。

相火是少阳三焦的本气，是人体气化的动力源，相火运动离不开少阳三焦。少阳三焦与心包络相表里，同主相火，所以相火运动也离不开心包络，心包络主百脉，则相火必走血脉；何况相火代君行令，心主血脉，也走血脉。三焦主气，心与心包络主血脉，所以相火既走气分，也走血分。

《兰室秘藏》说："心与包络者，君火、相火也。""心者，君火也，主人之神，宜静而安，相火代行其令。相火者，包络也，主百脉，皆荣于目。凡心包络之脉，出于心中，以代心君之行事也。与少阳为表里。""少阴为火，君主无为，不行其令，相火代之。兼心包络之脉，出心系，心为三道。少阳相火之体无形，其用在其中矣。""心主血，血主脉，二者受邪，病皆在脉。脉者，血之府也。脉者，人之神也。心不主令，包络代之。故曰：心之脉主属心系。心系者，包络命门之脉也。"

因为少阳三焦主水道，心包络主血脉，三焦和心包络互为表里主于相火，所以血脉、水道既是相火气化的物质基础，也是相火气化的通道。在血脉津液通道里，在相火的气化作用下生成了气，故云三焦是气通道。气能出入三焦腑通道，并推动五脏的升降运动。

三焦腑是腠理，故腠理是血脉、津液、经脉、元气、经气、真气的通行大道。

七、三焦相火解剖定位

从胚胎生理解剖来说，三焦位于原始消化管，气化来源于天五气，生化成营卫血气——神、胃气、营气、卫气，是人体的元气。与脾一起灌溉四旁，生化万物，属于四时五行范围。因为生神部位在小肠——心腑，称"神阙"，故称小肠募穴为"关元"，关于元气也。

《灵枢·肠胃》说小肠"外附于脐上""回肠当脐"（见图1-5），是将小肠固定在脐上。而膀胱也上连于脐。脐部为后天神命门，然后"神气舍心"注入先天心命门（膻中），再上注目为目命门，目系入脑，则成目脑命门。

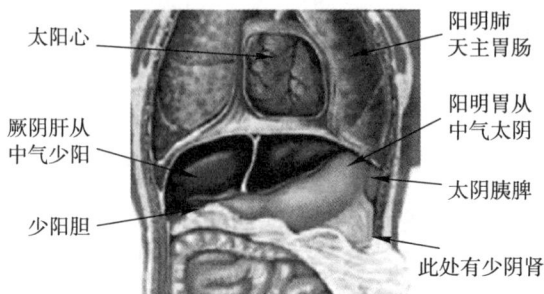

图 1-5　少阳解剖定位示意图

《素问·五常政大论》说："少阳司天，火气下临，肺气上从，白起金用，草木眚，火见燔焫，革金且耗，大暑以行，咳嚏鼽衄鼻窒，曰疡，寒热胕肿。风行于地，尘沙飞扬，心痛胃脘痛，厥逆膈不通，其主暴速。"说明少阳三焦相火病多在肺金。

八、少阳司政

《素问·六元正纪大论》说：

少阳之政……寅申之纪也。

少阳　太角　厥阴　壬寅（同天符）　壬申（同天符）　其运风鼓，其化鸣紊启坼，其变振拉摧拔，其病掉眩支胁惊骇。

太角（初正）　少徵　太宫　少商　太羽（终）

少阳　太徵　厥阴　戊寅天符　戊申天符　其运暑，其化暄嚣郁燠，其变炎烈沸腾，其病上热郁、血溢、血泄、心痛。

太徵　少宫　太商　少羽（终）　少角（初）

少阳　太宫　厥阴　甲寅　甲申　其运阴雨，其化柔润重泽，其变震惊飘骤，其病体重、胕肿、痞饮。

太宫　少商　太羽（终）　太角（初）　少徵

少阳　太商　厥阴　庚寅　庚申　同正商　其运凉，其化雾露清切，其变肃杀雕零，其病肩背胸中。

太商　少羽（终）　少角（初）　太徵　少宫

少阳　太羽　厥阴　丙寅　丙申　其运寒，其化凝惨栗冽，其变冰雪霜雹，其病寒浮肿。

太羽　太角（初）　少徵　太宫　少商

凡此少阳司天之政，气化运行先天，天气正，地气扰，风乃暴举，木偃沙飞，炎火乃流，阴行阳化，雨乃时应，火木同德，上应荧惑岁星。其谷丹苍，其政严，其令扰，故风热参布，云物沸腾，太阴横流，寒乃时至，凉雨并起。民病寒中，外发疮疡，内为泄满。故圣人遇之，和而不争。往复之作，民病寒热疟泄，聋瞑呕吐，上怫、肿、色变。

初之气，地气迁，风胜乃摇，寒乃去，候乃大温，草木早荣。寒来不杀，温病乃起，其病气怫于上，血溢目赤，咳逆头痛血崩，胁满，肤腠中疮。

二之气，火反郁，白埃四起，云趋雨府，风不胜湿，雨乃零，民乃康。其病热郁于上，咳逆呕吐，疮发于中，胸嗌不利，头痛身热，昏愦脓疮。

三之气，天政布，炎暑至，少阳临上，雨乃涯。民病热中，聋瞑血溢，脓疮咳呕、鼽衄、渴、嚏欠、喉痹目赤，善暴死。

四之气，凉乃至，炎暑间化，白露降，民气和平，其病满身重。

五之气，阳乃去，寒乃来，雨乃降，气门乃闭，刚木早凋，民避寒邪，君子周密。

终之气，地气正，风乃至，万物反生，霿雾以行。其病关闭不禁，心痛，阳气不藏而咳。

抑其运气，赞所不胜，必折其郁气，先取化源，暴过不生，苛疾不起。故岁宜咸辛宜酸，渗之泄之，渍之发之，观气寒温，以调其过，同风热者多寒化，异风热者少寒化，用热远热，用温远温，用寒远寒，用凉远凉，食宜此法，此其道也。有假者反之，反是者病之阶也。

"少阳所至为炎暑……时化之常也"。

"少阳所至为热府，为行出……司化之常也"。

"少阳所至为长，为蕃鲜……气化之常也"。

"少阳所至为火生，终为蒸溽……德化之常也"。

"少阳所至为羽化……德化之常也"。

"少阳所至为茂化……布政之常也"。

"少阳所至为飘风，燔燎，霜凝……气变之常也"。

"少阳所至为光显，为彤云，为曛……令行之常也"。

"少阳所至为嚏呕，为疮疡……病之常也"。

"少阳所至为惊躁、瞀昧、暴病……病之常也"。

"少阳所至为喉痹耳鸣呕涌……病之常也"。

"少阳所至为暴注、瞤瘛、暴死……病之常也"。

"凡此十二变者，报德以德，报化以化，报政以政，报令以令，气高则高，气下则下，气后则后，气前则前，气中则中，气外则外，位之常也"。

《素问·本病论》说："少阳不迁正，即炎灼弗令，苗莠不荣，酷暑于秋，肃杀晚至，霜露不时。民病疬疟骨热，心悸惊骇，甚时血溢。""少阳不退位，即热生于春，暑乃后化，冬温不冻，流水不冰，蛰虫出见，民病少气，寒热更作，便血上热，小腹坚满，小便赤沃，甚则血溢。"

《素问·至真要大论》说：

"少阳司天，其化以火。"

"少阳司天为火化，在泉为苦化，司气为丹化，间气为明化。"

"少阳司天，火淫所胜，则温气流行，金政不平。民病头痛发热恶寒而疟，热上皮肤痛，色变黄赤，传而为水，身面胕肿，腹满仰息，泄注赤白，疮疡咳唾血，烦心，胸中热，甚则衄衊，病本于肺。天府绝，死不治。"

"少阳司天，客胜则丹疹外发，及为丹熛疮疡，呕逆喉痹，头痛嗌肿，耳聋血溢，内为瘛疭；主胜则胸满咳仰息，甚而有血，手热。"

"少阳在泉，客胜则腰腹痛而反恶寒，甚则下白溺白；主胜则热反上行而客于心，心痛发热，格中而呕。"

"岁少阳在泉，火淫所胜，则焰明郊野，寒热更至。民病注泄赤白，少腹痛溺赤，甚则血便。"

"少阳之胜，热客于胃，烦心心痛，目赤欲呕，呕酸善饥，耳痛溺赤，善惊谵妄，暴热消烁，草萎水涸，介虫乃屈，少腹痛，下沃赤白。"

"少阳之复，大热将至，枯燥燔蓺，介虫乃耗，惊瘛咳衄，心热烦躁，便数憎风，厥气上行，面如浮埃，目乃瞤瘛，火气内发，上为口糜呕逆，血溢血泄，发而为疟，恶寒鼓栗，寒极反热，嗌络焦槁，渴引水浆，色变黄赤，少气脉萎，化而为水，传为胕肿，甚则入肺，咳而血泄。尺泽绝，死不治。"

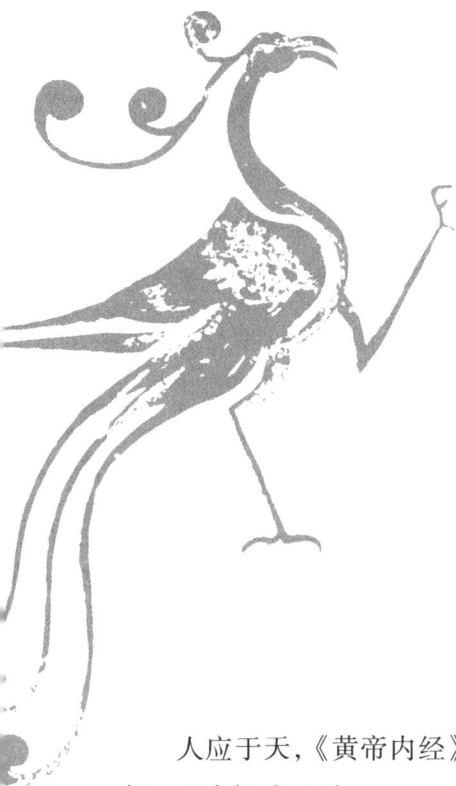

人应于天,《黄帝内经》从生理病理全面论述了人体阳气,现在概述于下。

第一节 人身阳气定位于胃脘

《黄帝内经》对人身阳气有明确定位。《素问·阴阳别论》说:"所谓阳者,胃脘之阳也。"为什么人体阳气在胃脘呢?《难经·十八难》说:"手心主、少阳火,生足太阴阳明土,土主中宫,故在中部也。"手厥阴心主和手少阳三焦主相火,相火生土,故云人体阳气之源在胃脘脾胃。【所谓"阳脘会"也,指少阳三焦经的原穴阳池和中脘之会,能大补阳气。《针灸真髓》全书都以左阳池配中脘作为治疗一切疾病的基础。】

而脾主四肢,故《素问·阳明脉解》说:"四肢者,诸阳之本也。"胃经上于头面,头为首为天,天为阳,故《灵枢·邪气脏腑病形》说:"诸阳之会,皆在于面。"故面部阳气最盛而"其面不衣"(即面部不穿衣服)。《难经·四十七难》说:"人头者,诸阳之会也。"脾主肌肉,肌肉内是少阳三焦腠理,故《素问·阴阳应象大论》说:"清阳出上窍……清阳发腠理……清阳实四肢。"

请看，《黄帝内经》说得清清楚楚，人体的阳气在"胃脘"、四肢、三焦腑腠理，就是说在脾胃土。所谓"胃脘"包括胃、小肠、大肠、三焦、膀胱，《素问·五脏别论》说："夫胃、大肠、小肠、三焦、膀胱，此五者，天气之所生也，其气象天。"小肠为君火，三焦为相火，所以阳热表现于肚脐、石门、关元处及膝以下至胫足。相火代君行令，主要是三焦相火之热。故《伤寒论·辨脉法》说："形冷、恶寒者，此三焦（相火）伤也。"人老阳气衰，所以《素问·示从容论》说"夫年长则求之于腑"。

阳气在脾胃，脾胃主肌肉，肌肉有腠理，故云"清阳出上窍……清阳发腠理……清阳实四肢"。脾胃生营卫。

《素问·调经论》说："阳受气于上焦，以温皮肤分肉之间，令寒气在外，则上焦不通，上焦不通，则寒气独留于外，故寒栗……有所劳倦，形气衰少，谷气不盛，上焦不行，下脘不通，胃气热，热气熏胸中，故内热……上焦不通利，则皮肤致密，腠理闭塞，玄府不通，卫气不得泄越，故外热。"

《灵枢·五癃津液别》说："上焦出气，以温肌肉，充皮肤，为其津。"

《灵枢·痈疽》说："上焦出气，以温分肉，而养骨节，通腠理。"

《灵枢·本脏》说上焦卫气"温分肉，充皮肤，肥腠理，司开阖"。

《素问·痹论》说："卫者，水谷之悍气也，其气慓疾滑利，不能入于脉也。故循皮肤之中分肉之间，熏于肓膜，散于胸腹。"

卫气性质属于阳而慓悍滑疾，具有温肌肤、充养身体、温通腠理三焦腑的功能。卫气行皮肤、分肉、腠理，显然是通行三焦。于此可知，人体阳气即是少阳三焦相火，此阳气普照三焦腑腠理。

《素问·四气调神大论》说"春夏养阳，秋冬养阴"，春应肝，夏应心，所以《素问·逆调论》说"肝一阳也，心二阳也""四肢者阳也"，脾主四肢。阳气在脾胃，出左肝、心升发。而真正贯穿肝心阳气生发的源头是少阳三焦相火。《素问·六节藏象论》说肝为"阳中之少阳"，心为"阳中之太阳"，《灵枢·九针十二原》说"阳中之太阳，心也"。

《黄帝内经》如此肯定地说人体阳气在脾胃土，根本就没有说过阳气在肾，《素问·逆调论》说阳气在脾，阴气在阴，为何后世之人非要说阳气之本源在肾呢？

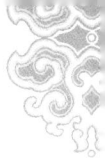

　　正因为人体阳气在脾胃土，所以人体面部最不怕冷。《灵枢·邪气脏腑病形》说："天寒则裂地凌冰，其卒寒，或手足懈惰，然而其面不衣，何也？岐伯答曰：十二经脉，三百六十五络，其血气皆上于面而走空窍，其精阳气上走于目而为睛，其别气走于耳而为听，其宗气上出于鼻而为嗅，其浊气出于胃，走唇舌而为味。其气之津液皆上熏于面，而皮又厚，其肉坚，故天气甚寒不能胜之也。"

　　正因为人体阳气在脾胃土，所以李东垣强调阳气出于胃。李东垣说："春生夏长，皆从胃中出。"《医学发明·三焦统论》说："三焦……统而论之，三者之用，本于中焦。中焦者，胃脘也。天五之冲气，阴阳清浊自此而分，十二经络自此而始……三焦者，冲和之本。"就是说，春夏肝心所主之阳气皆来源于脾胃，不在肾。

　　明代大医学家汪绮石在《理虚元鉴》中也说"阳虚之治所当悉统于脾"，汪氏认为，阳虚证有夺精、夺火、夺气之不同。他说："色欲过度，一时夺精，渐至精竭。精者火之原，气之所主。精夺则火与气相次俱竭，此夺精之兼火与气也。劳役辛勤太过，渐耗真气。气火之竭，精之用。气夺则火与精连类而相失，此夺气之兼火与精也。其夺火者多从夺精而来，然亦有多服寒药，以致命火衰弱，阳痿不起者……盖阳虚之症，虽有夺精、夺火、夺气之不一，而以中气不守为最险。故阳虚之治虽有填精、益气、补火之各别，而以急救中气为最先。有形之精血不能速生，无形之真气所宜急固，此益气之所以切于填精也。回衰甚之火者有相激之危，续清纯气者有冲和之美，此益气之所以妙于益火也。夫气之重于精与火也如此，而脾气又为诸火之原，安得不以脾为统哉！"

　　所以张仲景创小建中汤为补阳虚之总方，郑钦安说："此方（小建中汤）乃仲景治阳虚之总方也……治百十余种阳虚症候，无不立应。"陶弘景说："阳旦者（即桂枝汤、小建中汤、黄芪建中汤），升阳之方。"即以补益中气为主。《伤寒论》还说，太阴病当以四逆汤温之。脾胃主四肢，脾胃温暖了，四肢就温暖了。

　　脾胃居中而灌溉四旁，犹如太阳当空临照四方。自然界的阳气在哪里？自然界的阳气悉归于太阳，没有这个太阳，就没有了阳气，向太阳的地方为阳，背太阳的地方为阴，故《易经》说"阴阳之义配日月"。

　　人体里的阳气悉归于少阳三焦相火，如张景岳在《类经附翼》中说三焦相火是人身的一轮"红日"，张景岳说："天之大宝，只此一丸红日，人之大宝，只此一息真阳。"天地间之万物，有此阳气则生，无此阳气则死。故《黄庭内景经·上有章》说："上有魂灵下关元，左为少阳右太阴，后有密户前生门，出日入月呼吸存。"少阳即指少阳三焦相火，太阴即指脾土。

《灵枢·邪客》说"天有四时，人有四肢"，四时源于太阳运动，少阳三焦相火是人身一轮红日，故云"四肢者，诸阳之本也"。

下一节论述"胃脘"阳气有两个分支。

一、从本的少阳太阴主胃脘阳气

《素问·至真要大论》说："少阳太阴从本，少阴太阳从本从标，阳明厥阴不从标本，从乎中也。故从本者化生于本，从标本者有标本之化，从中者以中气为化也。"其中少阳标阳本火，属性皆阳，标本同气，其正常的相火功能是生发阳气，太过则热盛，不及则寒湿。太阴标阴本湿，属性皆阴，标本同气，其正常的脾湿功能是输布湿气——阴气，太过则湿盛而寒，不及则脾阴虚。经文提出少阳三焦相火和太阴脾土湿。

这一观点得到《黄庭经》的支持。《黄庭经·上有章》说："上有魂灵下关元，左为少阳右太阴。"将其称为"黄庭"。梁丘子注："黄者，中央之色也，庭者四方之中也。外指事，即天中、地中、人中，内指事，即脑中、心中、脾中。故曰黄庭也。"即神居也。

少阳三焦相火主人体的基本温度而主寒、温，太阴脾土主人体的基本湿度而主燥、湿，概括了人体的寒、热、燥、湿生理病理变化。这是万物生存的基本保障。

张子和《儒门事亲》编成"标本中气歌"赞之：

少阳从本为相火，太阴从本湿上坐。

厥阴从中火是家，阳明从中湿是我。

太阳少阴标本从，阴阳二气相包裹。

风从火断汗之宜，燥与湿兼下之可。

万病能将火湿分，彻开轩岐无缝锁。

中气与本气相联，从而体现出六气之间互相影响、互相制约及互相接济的复杂关系，风火就是少阳厥阴表里系统，燥湿就是太阴阳明表里系统，太阳少阴寒热为表里系统，并指出了其阴阳升降的治疗原则是汗、下二法，而太阳少

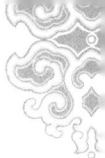

阴寒热是阴阳水火的标识，经言"水火者，阴阳之征兆也"。

张子和抓住了标本中气理论的要害点，认为从本的少阳太阴才是最根本的中医灵魂，因为"火湿"生成了人体的胃气——中气升降运动。由少阳太阴构建成人体之黄庭太极，生成营卫气血——神，与人生死攸关，所以说"万病能将火湿分，彻开轩岐无缝锁"。

李东垣在《医学发明》又阐述说："坤元一正之土，虽主生长，阴静阳躁，禀乎少阳元气乃能生育也。""坤"就是太阴脾，只有在少阳三焦相火的作用下才能腐熟水谷、化生营卫气血神的功能。"甲"指少阳春生之气，"己"指太阴脾湿土。

《素问·六节脏象论》说："天食人以五气，地食人以五味，五气入鼻，藏于心肺，上使五色修明，音声能彰。五味入口，藏于肠胃，味有所藏，以养五气，气和而生，津液相成，神乃自生。"神生于黄庭，其变化莫测。《素问·天元纪大论》说："物生谓之化，物极谓之变。"从中的厥阴和阳明主左右阴阳之升降，从标从本的太阳和少阴主阴阳之极变转化。标本中气的生理病理有三部六经五大类：

第一，从本的少阳太阴"建中"主黄庭太极生化营卫血气、神、胃气。

第二，从中的厥阴阳明主左右阴阳升降系统，厥阴木、阳明金为生成之终始。

第三，从本从标的太阳少阴主阴阳盛极转化系统，为水火之征兆。

第四，左厥阴木生太阳心火主春夏阳仪系统。

第五，右阳明金生少阴肾水主秋冬阴仪系统。

标本中气理论以"从本""从本从标""从中"系统为体系，形成以"火湿"为本、风火互助升阳、燥湿互济降沉、寒热阴阳升降致极转化四大系统。

黄庭少阳三焦系统和太阴脾系统的相互作用主要有两大功能：主气和饮食的开阖出入以及神的升降出入。

一是呼吸——气的开阖出入。"天食人以五气"是通过呼吸来完成的，呼吸是人与大自然之间的根本联系。三焦主一身呼吸之气，气存则生，气散则死，人何不重三焦？对于少阳三焦胆的重要性《黄帝内经》已有论述，如《素问·六节脏象论》说："凡十一脏，取决于胆也。"《难经》说少阳三焦为"呼吸之门"。李东垣《脾胃论》说："少阳行春令，生万化之根蒂也。"三焦主呼吸之气、元气、主水，通腠理，为人体中一轮红日，可见其重要性。

二是饮食的开阖出入。"地食人以五味"，是由太阴脾土系统来完成的，按《素问·六节脏象论》说脾土系统包括"脾、胃、大肠、小肠、三焦、膀胱"在内，口为水谷出入的上口，大肠、膀胱主二阴，为水谷出入的下口，皮肤毛孔则是水谷精微出入的外口。《素问·六微旨大论》说"出入废则神机化灭"，肠胃道无出入则天地气味不能摄入，神何以生成？无神则死。少阳太阴的作用如鼎器（见图2-1）。

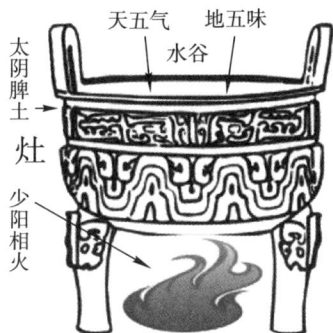

图2-1　鼎器图示

少阳纯阳为乾卦为真火，太阴纯阴为坤卦为真水，乾坤之真水真火相交而生离火坎水二卦，离坎二卦不是真火真水，坎离是有形五行水火，离火中有阴、坎水中有阳，只能代表阴阳互根转化，不能代表真阳真阴真火真水，希望学子明白，不要误入歧途。郑钦安认为，坎中之阳为真阳，离中之阴为真阴，不妥。坎中火阳离中水阴乃有形五行之水火，非无形真火真水。（见图2-2）

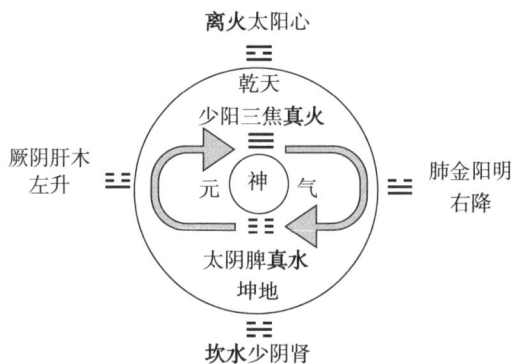

图2-2　真水真火示意图

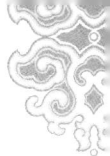

无形的真火是光热,无形的真水是湿气,离火坎水是五行有形的水火,真火真水与离火坎水是两个不同的概念,隶属于不同的部位,不得混淆。

笔者根据标本中气理论的论述,绘成下面的黄庭太极图。(见图2-3)

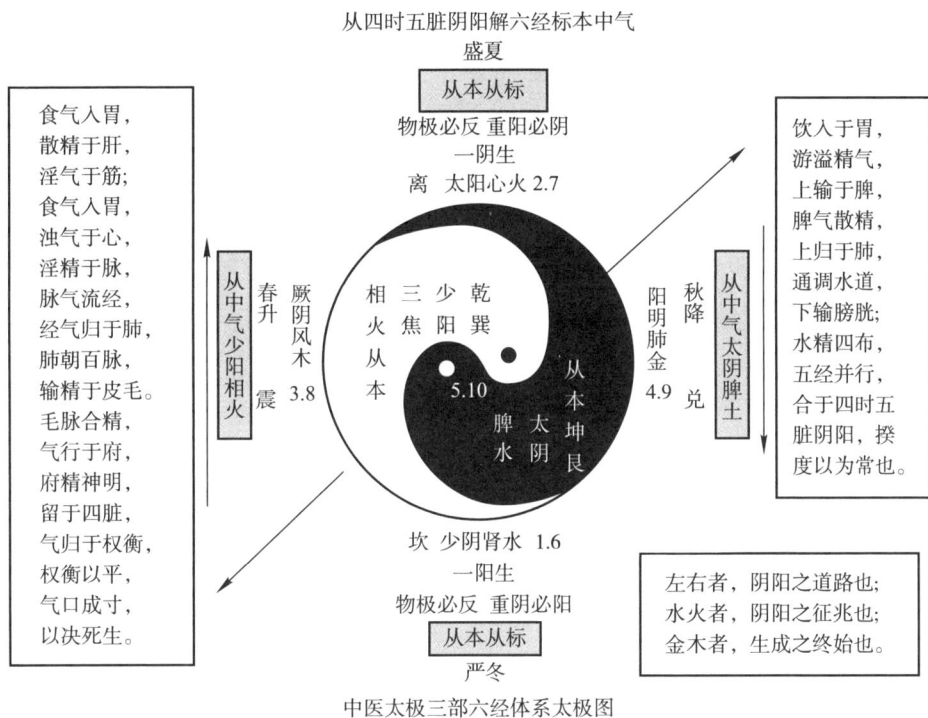

从四时五脏阴阳解六经标本中气
盛夏

从本从标
物极必反 重阳必阴
一阴生
离 太阳心火 2.7

食气入胃,
散精于肝,
淫气于筋;
食气入胃,
浊气于心,
淫精于脉,
脉气流经,
经气归于肺,
肺朝百脉,
输精于皮毛。
毛脉合精,
气行于府,
府精神明,
留于四脏,
气归于权衡,
权衡以平,
气口成寸,
以决死生。

从中气少阳相火
春升 厥阴风木 3.8 震

相火从本 三焦 少阳 乾巽

5.10 脾 太阴 水 从本坤艮

秋降 阳明肺金 4.9 兑 从中气太阴脾土

饮入于胃,
游溢精气,
上输于脾,
脾气散精,
上归于肺,
通调水道,
下输膀胱;
水精四布,
五经并行,
合于四时五
脏阴阳,揆
度以为常也。

坎 少阴肾水 1.6
一阳生
物极必反 重阴必阳
从本从标
严冬

左右者,阴阳之道路也;
水火者,阴阳之征兆也;
金木者,生成之终始也。

中医太极三部六经体系太极图

图2-3 标本中气黄庭太极图

此标本中气黄庭太极图可概括以下内容:

1. 从本的少阳太阴构成黄庭太极中心。

2. 左右从中气的厥阴阳明构成左右阴阳升降。

3. 上下从本从标的太阳少阴构成阴阳之征兆。

4. 横膈膜上下构成"病发于阳""病发于阴"。

5. 左肝心构成阳仪系统。

6. 右肺肾构成阴仪系统。

伴随太极三部六经体系诞生了中医临床五诊法:

1. 运气诊(体质诊)。

2. 胸背诊(大表部)。

3. 腹骶诊（大里部）。

4. 舌诊。

5. 脉诊。

以上内容可以概括为下图（见图 2-4）。

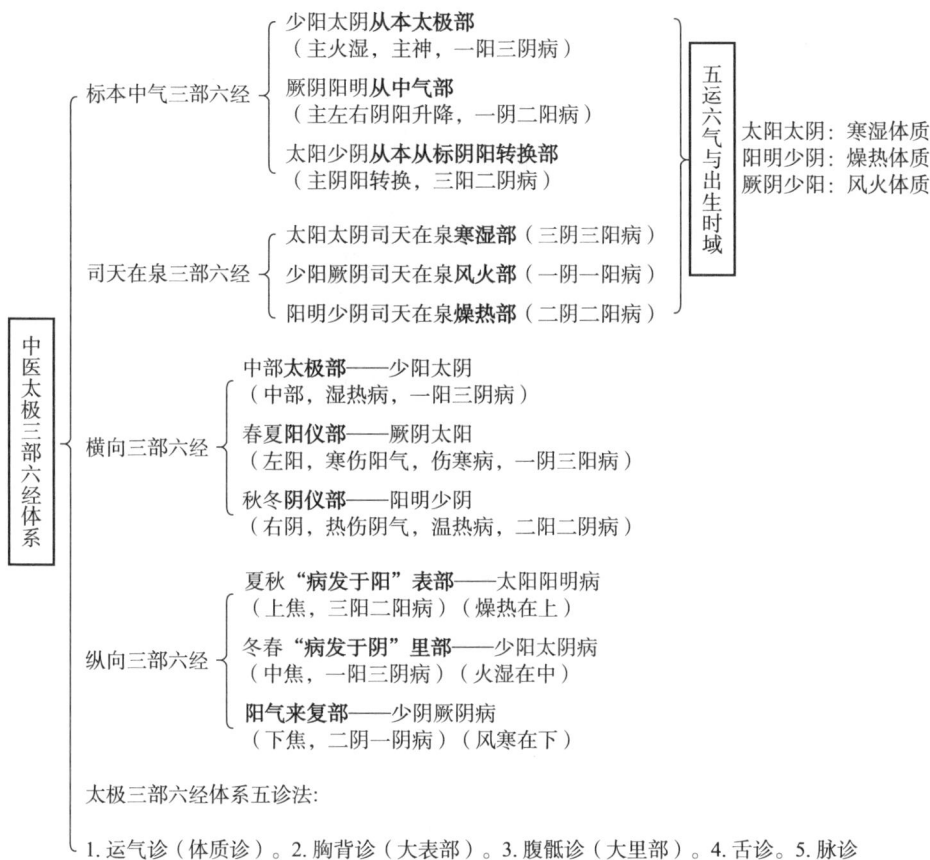

标本中气三部六经
- 少阳太阴**从本太极部**（主火湿，主神，一阳三阴病）
- 厥阴阳明**从中气部**（主左右阴阳升降，一阴二阳病）
- 太阳少阴**从本从标阴阳转换部**（主阴阳转换，三阳二阴病）

五运六气与出生时域
太阳太阴：寒湿体质
阳明少阴：燥热体质
厥阴少阳：风火体质

司天在泉三部六经
- 太阳太阴司天在泉**寒湿部**（三阴三阳病）
- 少阳厥阴司天在泉**风火部**（一阴一阳病）
- 阳明少阴司天在泉**燥热部**（二阴二阳病）

中医太极三部六经体系

横向三部六经
- 中部**太极部**——少阳太阴（中部，湿热病，一阳三阴病）
- 春夏**阳仪部**——厥阴太阳（左阳，寒伤阳气，伤寒病，一阴三阳病）
- 秋冬**阴仪部**——阳明少阴（右阴，热伤阴气，温热病，二阳二阴病）

纵向三部六经
- 夏秋"**病发于阳**"表部——太阳阳明病（上焦，三阳二阴病）（燥热在上）
- 冬春"**病发于阴**"里部——少阳太阴病（中焦，一阳三阴病）（火湿在中）
- **阳气来复部**——少阴厥阴病（下焦，二阴一阳病）（风寒在下）

太极三部六经体系五诊法：
1. 运气诊（体质诊）。2. 胸背诊（大表部）。3. 腹骶诊（大里部）。4. 舌诊。5. 脉诊

图 2-4　中医太极三部六经体系总图

中医太极三部六经体系的建立以"形与神俱"为基础，"形"与"神"是《黄帝内经》的两大系统。中医学就是系统医学，合"形与神"就是巨系统，不能简单称作整体医学。用现代话说是多学科组成的。

形为器，是父母给的先天物质，是个体人的基础，没有"形"就没有个体人，虽是形而下，却是个体人的根。形质即是象，是物象。

形是大系统，是解剖系统，下有许多子系统、孙系统，如五脏系统、六腑

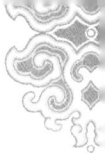

系统、五体系统、十二皮部系统、十二经筋系统、十二经水系统等。

神是大系统，是后天天地气味合成的功能系统，天垂象系统，下有许多子系统、孙系统，如神系统、天道系统、地道系统、人道系统、五运系统、六气系统、五运六气系统、司天在泉系统、标本中气系统等。后天神养着先天系统，故曰有神则生、无神则死，故神为形而上。

"日月28宿天纲图"就是个日月28宿天象图。日为阳，月为阴，日月者阴阳也，《素问·阴阳应象大论》就是日月天象大论，太阳运行产生"天以六六为节""天以六为节"之象，故有《素问·六节脏象论》，这就是"天垂象"。其实人体之"形"就是"象"，谓之"形象"，形神都是"象之谓也"。"日月28宿天纲图"，太极图，七衡六间图，月体纳甲图是日月象的模型图。

日月的运行产生了天地之数，"天地之大数也，始于一而终于九"，"天地之至数，始于一终于九焉"。"天地之至数，合于人形，血气通，决死生"，"天以六为节"，"地以五为制"，五运六气，五脏六腑，这就是"数"。河图、洛书是数的模型。

日月运动周期，周期产生历法，有太阳历、阴历、阴阳合历，历法以告吉凶，这就是理，五运六气、司天在泉、标本中气都是理。历法是理的模型。

由上论述可知，《黄帝内经》实际上就是象数理医学。

在"地以五为制""地以九九制会"公理下，脾土居中主四肢四维，谓：

中央黄色，入通于脾。中央为土，病在脾。(《素问·金匮真言论》)

脾为孤脏，中央土以灌四傍，其太过与不及，其病皆何如？岐伯曰：太过则令人四肢不举，其不及则令人九窍不通，名曰重强。(《素问·玉机真脏论》)

脾者土也，治中央，常以四时长四脏，各十八日寄治，不得独主于时也。(《素问·太阴阳明论》)

土不及，四维有埃云润泽之化，则春有鸣条鼓拆之政，四维发振拉飘腾之变，则秋有肃杀霖霪之复，其眚四维，其脏脾，其病内舍心腹，外在肌肉四肢。(《素问·气交变大论》)

卑监之纪……邪伤脾也，振拉飘扬，则苍干散落，其眚四维。(《素问·五常致大论》)

脾土居中主四肢四维发病。(见图2-5)

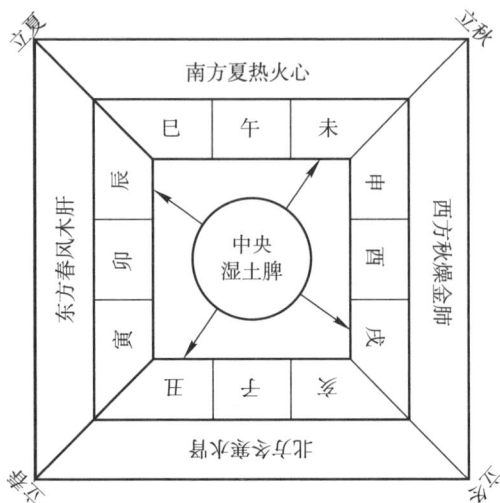

图 2-5　脾土居中主四肢四维丑未辰戌

更见于《灵枢·九宫八风》（见图 2-6）：

图 2-6　《九宫八风》记载脾胃主四肢四维

营卫出于中焦脾胃（《灵枢·营卫生会》），而营卫"阴阳之且移也，必从四末始也"（《素问·疟论》），"营气者，泌其津液，注之于脉，化以为血，以荣四末……卫气者，出其悍气之慓疾，而先行于四末、分肉、皮肤之间，而不休者也"（《灵枢·邪客》），"阳受气于四末"（《灵枢·终始》），"营卫之行也，上下相贯，如环之无端……夫四末阴阳之会者，此气之大络也……故络绝则径通，四末解则气从合，相输如环"（《灵枢·动输》）。

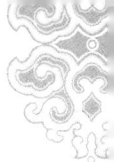

二、手厥阴少阳相火生足太阴阳明土

《灵枢·四时气》说：

腹中常鸣，气上冲胸，喘不能久立，邪在大肠，刺肓之原、巨虚上廉、三里。小腹控睾，引腰脊，上冲心，邪在小肠者，连睾系，属于脊，贯肝肺，络心系。（田：小肠门静脉系统，血脉系统）气盛则厥逆，上冲肠胃，熏肝，散于肓，结于脐。（田：肠道系统）故取之肓原以散之，刺太阴以予之，取厥阴【田：《扁鹊镜经》谓手厥阴。手太阳主液（小肠），手厥阴主脉（心包络）。津液和调，变化而赤为血。脉者，血之府也。血行脉中者顺，溢于脉外者逆也。】（《灵枢·经脉》"肾足少阴之脉，起于小指之下……贯脊属肾络膀胱；其直者，从肾上贯肝膈，入肺中，循喉咙，夹舌本；其支者，从肺出络心，注胸中。"田按：小肠与心相表里。小肠连肾之睾系，肾脉"其直者，从肾上贯肝膈，入肺中……其支者，从肺出络心，注胸中"，这与小肠"连睾系，属于脊，贯肝肺，络心系"是一样的。"胞"为奇恒之腑，地气生。《灵枢·五音五味》"冲脉起于胞中"）以下之，取巨虚下廉以去之，按其所过之经以调之。

《灵枢·四时气》提出大肠、小肠、胃、脾、手厥阴主中的问题。《难经·十八难》继承之说："手心主、少阳火生足太阴阳明土，土主中官，故在中部也。"《扁鹊镜经》说得更清楚，谓："手太阳主液（小肠），手厥阴主脉（心包络）。津液和调，变化而赤为血。脉者，血之府也。血行脉中者顺，溢于脉外者逆也。"

李东垣完全继承了这种观点，在《医学发明》阐述说："坤元一正之土，虽主生长，阴静阳躁，禀乎少阳元气乃能生育也。"少阳三焦相火生脾土阳气，故云少阳太阴主胃脘阳气。《此事难知·表里所当汗下》记载李东垣"不传之秘"的命门脉诊在右手尺部：

寸　　　关　　　尺

右手（行阴二十五度）　肺大肠　脾胃　命门心包三焦

左手（行阳二十五度）　心小肠　肝胆　肾膀胱

故李东垣称"右手尺脉为命门""命门之脉诊在右手尺"，并不指右肾脏。此法李东垣《脉诀指掌·右手足六经脉》亦说右尺候"手少阳三焦脉和手厥阴脉"。李东垣根据心包三焦在右肾命门说创立了心包络命门说。敦煌卷子佚名氏《脉经》说："右肾及手心主合三焦。三焦之气有名无形，在手名少阳，在足名巨阳。"

清代《秘本伤寒第一书》卷首讲的就是五运六气，是用五运六气解读《伤寒论》的。这本书把太阴脾和少阳三焦作为太极阴阳的核心纲领，见下图（图2-7，图2-8）。此法本见于李东垣《脾胃论》《医学发明》《脉诀指掌》。

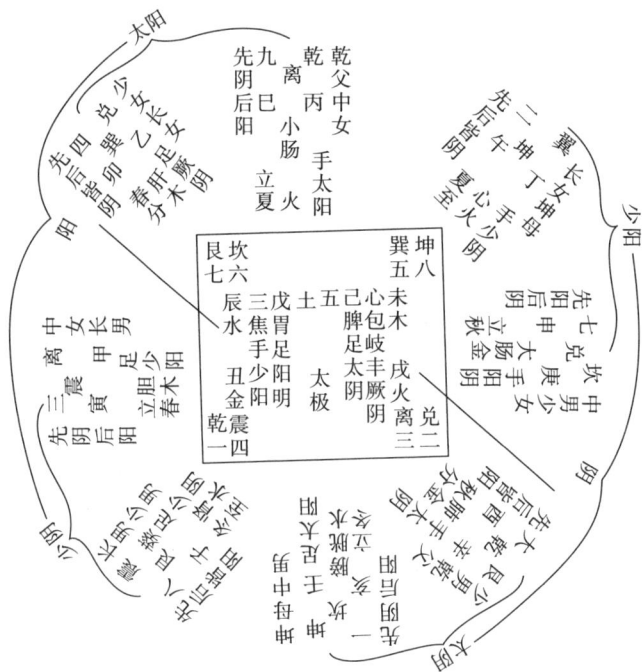

图2-7 《秘本伤寒第一书》太极示意图

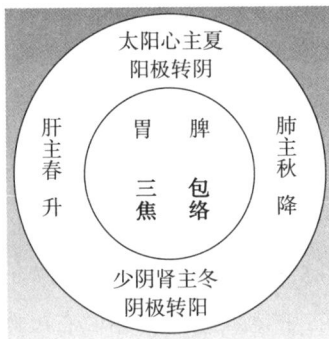

图2-8 三焦包络脾胃居中示意图

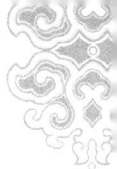

《素问·六节脏象论》说:

心者……为阳中之太阳,通于夏气。(君火)

肺者……为阳中之太阴,通于秋气。(燥)

肾者……为阴中之少阴,通于冬气。(水)

肝者……此为阳中之少阳,通于春气。(风)

脾胃大肠小肠三焦膀胱者……此至阴之类,通于土气。(湿)

凡十一脏,取决于胆。(相火)

左右者,阴阳之道路也。

金木者,生成之终始也。

水火者,阴阳之征兆也。

清代乾隆、道光年间大医家章虚谷在《医门棒喝二集·卷二·太阳上篇》中说:

上焦外通太阳、阳明。

中焦外通少阳、太阴。

下焦外通少阴、厥阴。

注意章虚谷把从本的少阳太阴放在了中焦,这是章虚谷对《黄帝内经》的继承。

但归根结底还是当以《黄帝内经》从本的少阳太阴"火湿"为根本,以少阳相火为"胃脘"阳气之根。

张仲景《伤寒论》完全继承了《黄帝内经》从本的"少阳太阴"思想,所以特别重视"少阳病""太阴病",外感病由阳入阴,突出"胃脘阳气"的重要作用,知道者罕见,少阳病和太阴病虽然条文最少,而内容最多,散见于太阳病、阳明病、少阴病、厥阴病等篇。

张仲景说少阳病是"阳去入阴"(第 269 条)阶段,第 272 条说"少阳病,欲解时,从寅至辰上","从寅至辰上"正是一日或春三月阳气升发之时。而"太阴病,欲解时,从亥至丑上"(第 275 条),"从亥至丑上"正是严冬阳气潜藏阶段,可知是一个少阳主三阴阳气啊!"胃脘"少阳阳气不足则"太阴为病脉弱(胃气弱)"(第 280 条)。

因为"胃脘阳气"在肠胃腑道,故《素问·示从容论》说"夫年长则求之于腑"以扶阳气。因为人老阳衰。《素问·上古天真论》说"五七,阳明脉衰,面始焦，发始堕。六七，三阳脉衰于上，面皆焦，发始白。七七，任脉虚，太冲脉衰少，天癸竭，地道不通，故形坏而无子也"，《灵枢·天年》说"五十岁，肝气始衰，肝叶始薄，胆汁始减，目始不明。六十岁，心气始衰，苦忧悲，血气懈惰，故好卧。七十岁，脾气虚，皮肤枯。八十岁，肺气衰，魄离，故言善误。九十岁，肾气焦，四脏经脉空虚。百岁，五脏皆虚，神气皆去，形骸独居而终矣"。

三、命门阳气

《黄帝内经》重视胃肠命门阳气和目命门阳气，而后世发明肾命门阳气，离《黄帝内经》原义日远。目命门者，阳气之门也，王冰注称目命门为"光照之所"。目能视摄入纳万物。《灵枢·邪气脏腑病形》说："十二经脉，三百六十五络，其血气皆上于面而走空窍，其精阳气上走于目而为睛，其别气走于耳而为听，其宗气上出于鼻而为嗅，其浊气出于胃，走唇舌而为味。其气之津液皆上熏于面，而皮又厚，其肉坚，故天气甚寒不能胜之也。"

（一）目命门千古疑案

命门是决定人生死之门，研究命门必须知道人活着的生命结构是什么。《素问·上古天真论》明明白白地告诉我们是"形与神俱"，"形与神俱"是活人的唯一健康标准。父母遗传给人的"形"体，"得神者昌，失神者亡"（《素问·移精变气论》），"失神者死，得神者生"（《灵枢·天年》），可知是"神"决定着人的生死，"神"是真正的"命门"主宰者。

那么"神"来自哪里呢？《素问·六节脏象论》说："天食人以五气，地食人以五味，五气入鼻，藏于心肺，上使五色修明，音声能彰；五味入口，藏于肠胃，味有所藏，以养五气，气和而生，津液相成，神乃自生。"这是《黄帝内经》对"神"的明确定义，《灵枢·平人绝谷》说："神者，水谷之精气也。"《素问·八正神明论》说："血气者，人之神。"《灵枢·营卫生会》说："血者，神气也。"

可知"神"来源于胃肠五气、五味合和化生成的营卫血气，水谷化生成的营卫血气是"神"的物质基础，以滋养濡泽先天父母遗传给形体。故《素问·五常致大论》说"根于中者，命曰神机，神去则机息"，神生于肠胃"神阙"（生神的宫殿），是"根于中"，神去者死，故云"机息"，笔者名之

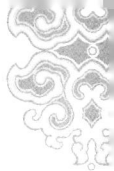

胃腑神命门。

《素问·六微旨大论》说"出入废则神机化灭"，肠道是能入能出水谷气、味的传化之腑，如果肠道不能出入水谷气、味，生不成"神"则死。"神"来源于天地自然，所以《黄帝内经》要特别强调"四气调神"，即四季养神。这说明个体人的生命是由父母给的先天形体和后天肺天脾地气味给的神构成的，生"神"的地方是个体人活命之门，此"命门"在胃肠。

因为个体人活命之"神"来自天地气味，所以《素问·宝命全形论》说："夫人生于地，悬命于天，天地合气，命之曰人。人能应四时者，天地为之父母。"《素问·阴阳应象大论》说："阴阳者，天地之道也，万物之纲纪，变化之父母，生杀之本始，神明之府也。"天地为"神"之府，所以要用"四气调神"，因此真人、至人、圣人、贤人要"提挈天地，把握阴阳，呼吸精气，独立守神""和于阴阳，调于四时，去世离俗，积精全神，游行天地之间""处天地之和""法则天地，象似日月，辨列星辰，逆从阴阳，分别四时"。

"形"来源于先天父母精卵合子，"神"来源于后天天地气、味，后天之"神"与先天之"形"合一才是一个完整的个体人，如《灵枢·天年》说："血气已和，荣卫已通，五脏已成，神气舍心，魂魄毕具，乃成为人。""神气舍心"是指后天生成的"神"合于先天有形之心，故云心主神，神在心的血脉之中，心经有"神门"。

《素问·解精微论》说心开窍于目，《灵枢·大惑论》说"目者……神气之所生也……目者，心之使也，心者，神之舍也"，故《黄帝内经》说目为"命门"。目系入脑，目命门即是目脑命门。可是后世医家不明此理，更不明白《难经》右肾命门说之理，于是中医目命门说成了千古疑案。今笔者从小肠、膀胱、三焦探索目命门的来源及其内涵实质，以飨同道。

（二）目命门的提出

目命门说四见于《黄帝内经》。

一是《灵枢·根结》说："太阳根于至阴，结于命门。命门者，目也。"

二是《素问·阴阳离合论》说："太阳根起于至阴，结于命门。"

三是《灵枢·卫气》说："足太阳之本，在跟以上五寸中，标在两络命门。命门者，目也。"

四是《灵枢·卫气》说:"手太阳之本,在外踝之后,标在命门之上一寸也。"

经文说得明明白白,命门的"本"与足太阳膀胱经和手太阳小肠经有关,"标"在目。可是注家从来不关注。从经络看,《灵枢·经脉》说:"小肠手太阳之脉……其支者……至目锐眦……其支者,别颊上抵鼻,至目内眦……膀胱足太阳之脉,起于目内眦。"可知足太阳膀胱经和手太阳小肠经都入目。《灵枢·寒热病》说:"足太阳有通项入于脑者,正属目本,名曰眼系。"《素问·阴阳离合论》王冰注:"命门者藏精,光照之所则两目也。"张景岳《类经附翼·三焦包络命门辨》说:"睛明所夹之处,是为脑心,乃至命之处,故曰命门。"

(三)目命门与膀胱、小肠、三焦的关系

为什么目命门根于足太阳膀胱经和手太阳小肠经呢?《灵枢·经水》说:"足太阳……内属于膀胱而通水道焉。""手太阳……内属于小肠而水道出焉。"原来膀胱和小肠与水道有关系。

众所周知,三焦主水道。《素问·灵兰秘典论》说:"小肠者,受盛之官,化物出焉……三焦者,决渎之官,水道出焉。膀胱者,州都之官,津液藏焉,气化则能出矣。"《灵枢·本输》说:"三焦者,中渎之腑也,水道出焉,属膀胱,是孤之腑也。"《难经》说"三焦者,水谷之道路"。

膀胱是三焦水道之水的蓄水池并向外排水,故云"通水道焉"。《扁鹊镜经·通天》说:"膀胱藏津液而通水道矣。"通者疏通排泄水道也。水谷入胃肠生化成津液,由小肠进入三焦水道,小肠是三焦水道入口,出者从里到外,故云"水道出焉"。

渎者,水渠。三焦是水渠之腑,水渠即溪、谷,是流水的通道。属通注。《周礼·冬官考工记·匠人》郑玄注:"属,读为注。"言三焦腑中的水沿溪谷流注膀胱。孤,元代滑寿《读素问钞》注:"同则为类,异则为孤。"

胃、小肠、大肠是胃肠谷道相连的腑,三焦、膀胱是不同于胃肠谷道相连的腑,是水道别样之腑,故称孤腑。《灵枢·本输》说,三焦腑是流水的通道,水沿溪谷流注膀胱,是不同于胃肠谷道相连的腑,是别样的水道之腑。说明腑有两个通道:胃、小肠、大肠谷道相连——出口肛门;三焦膀胱水道相连——出口前阴尿道口。水谷之道,糟粕出谷道,津液入水道。(见图2-9)

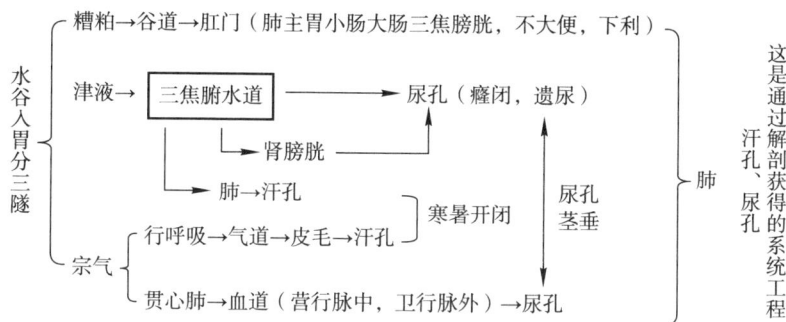

图 2-9 三隧示意图

可以看出，肺内主胃肠道，外主玄府汗孔，为少阳三焦水道上源而通调水道；肾为胃肠之关（《素问·水热穴论》）而合膀胱通水道，出尿孔。故《灵枢·本输》说："少阳属肾，肾上连肺，故将两脏。"少阳三焦水道之水注肾，肾尿孔和肺汗孔共同调节着三焦水道，所以少阳三焦水道统肺肾两脏。

从上述可知，目命门在足太阳膀胱经和手太阳小肠经的关键在于三焦腑水道的通畅与否。《难经·三十一难》说："三焦者，水谷之道路，气之所终始也……下焦者，当膀胱上口，主分别清浊，主出而不内，以传导也。其治在脐下一寸，故名曰三焦，其府在气街。"

《难经·六十六难》说："三焦之所行，气之所留止也……脐下肾间动气者，人之生命也，十二经之根本也，故名曰原。三焦者，原气之别使也，主通行三气，经历于五脏六腑。原者，三焦之尊号也，故所止辄为原。五脏六腑之有病者，皆取其原也。"《难经·三十六难》说："肾两者，非皆肾也。其左者为肾，右者为命门。命门者，诸神精之所舍，原气之所系也；男子以藏精，女子以系胞。"

三焦腑是水谷精微——营卫血气神的通道，三焦相火化生元气的地方，元气通行五脏六腑及各种组织机构。故《难经·八难》说："诸十二经脉者，皆系于生气之原。所谓生气之原者，谓十二经之根本也，谓肾间动气也。此五脏六腑之本，十二经脉之根，呼吸之门，三焦之原，一名守邪之神。故气者，人之根本也，根绝则茎叶枯矣。"

因为水谷的消化吸收主要在小肠，《素问·灵兰秘典论》说"小肠，受盛之官，化物出焉"。躺下后，小肠在脐下两肾之间，小肠募穴关元在站着脐下三寸，故称"脐下肾间动气"，是两"肾间"，不在肾脏里，其实质位在两肾之间的小肠。小肠生化成的营卫血气神才是"人之生命""十二经之根本""守邪之神"。

"神阙"是生神的宫殿，是人"生命"的根本，笔者称之为"胃腑神命门"。营血神气舍心上注于目，则为目命门。王冰注："命门者藏精，光照之所则两目也。"胃腑神命门是藏水谷精微——营卫血气神的地方，名之神阙，故云"失神者死，得神者生"。

《黄帝内经》一再强调"上守神""独立守神"。这个"神"不在肾脏。由于人们错误理解"脐下肾间动气"是在肾脏里，故将其错误理解为肾脏命门。手厥阴少阳三焦相火的诊断部位在右手尺部，且尺部是肾的诊断部位，故《难经》称右肾为命门，但命门实质部位不在肾脏，后世医家开口闭口言肾脏命门，这是一种错觉，必须守正纠错。

《素问·风论》说："风气与阳明入胃，循脉而上至目内眦。"《灵枢·寒热病》说："足阳明有夹鼻入于面者，名曰悬颅，属口，对入系目本。"《灵枢·动输》说："胃气上注于肺，其悍气上冲头者，循咽，上走空窍，循眼系，入络脑。"《灵枢·本输》说："足阳明胃脉也，大肠、小肠皆属于胃，是足阳明经也。"可知阳明胃入目，当知小肠入目。决定死生的"神"在胃肠命门，胃肠命门可以上注于目，并入络于脑，属目脑命门。

膀胱是三焦水道的出口，《难经·三十一难》说"主出而不内"，决定着三焦水道的通畅与不通畅。三焦腑腠理中有一个人体血道——血脉循环流动大网络和一个津液通道——水道循环流动大网络，但归属有异，血脉循环流动大网络属于心脏、心包络主管；津液循环流动大网络属于三焦膀胱水道主管；同时也是人体元气循环流动的大网络。

这三大循环流动的大网络主宰着人体生命的生长壮老死。在自然界，土地是靠河流之水滋养的，在人体脾胃属土，脾胃主肌肉，肌肉就是土地，滋养土地肌肉的是三焦腑腠理中的水道、血道、气道。于此可知泌尿系尿道出口的重要性。《黄帝内经》称男性阴茎为茎垂（女称廷孔）。

《灵枢·刺节真邪》谓："茎垂者，身中之机，阴精之候，津液之道也。故饮食不节，喜怒不时，津液内溢，乃下留于睾，水道不通，日久不休，俯仰不便，趋翔不能。此病荥然有水，不上不下……形不可匿，常不得蔽。"

茎垂，前阴，水道的出口，故云"阴精之候，津液之道也"。少阳三焦主水道，三焦相火气化生成神气、元气，故云"茎垂者，身中之机"。饮食不节，脾胃不运化而生水湿。喜怒不节则心肺失常，水道失调，导致"水道不通"，于是"津液内溢，乃下留于睾"，聚水形成形体浮肿、衣服不掩体的浮肿病。

《素问·水热穴论》谓肾膀胱为"胃之关"，肾、膀胱、三焦水道不通，则肠胃津液排不出去而水聚集，胃腑神命门危机，无出入则神机化灭。此水病传变在脾胃肾膀胱小肠，如《灵枢·病传》说：

病先发于脾，一日而之胃，二日而之肾，三日而之脊、膀胱……

病先发于胃，五日而之肾，三日而之脊、膀胱……

病先发于肾，三日而之脊、膀胱，三日而上之心，三日而之小肠……

病先发于膀胱，五日而之肾，一日而之小肠……

故《素问·三部九候论》说："瞳子高者，太阳不足。戴眼者，太阳已绝。此决死生之要，不可不察也。"小肠主液，津液藏于膀胱，膀胱合肾主骨脑。《灵枢·决气》说："谷入气满，淖泽注于骨，骨属屈伸，泄泽补益脑髓，皮肤润泽，是谓液……液脱者，骨属屈伸不利，色夭，脑髓消，胫酸，耳数鸣。"直接影响到目脑命门。

（四）小肠膀胱三焦募穴在少腹

手太阳小肠经募穴关元、足太阳膀胱经募穴中极及少阳三焦募穴石门都在少腹。元者，生气之元，万物的本源、根本，关元指人体生命的本源在小肠。极，本义是屋的最高处，引申为尽头，中极指三焦水道的尽头。

石，本义是岩石，古人最早用砭石治病保健康，石门指三焦元气是保人身体健康的本源。人们称关元穴是下丹田，又称石门穴是丹田、命门。三焦相火腐熟小肠水谷生化成人体营养物质营卫血气神，所以目命门的本源在小肠，故称三焦小肠的募穴石门、关元为丹田命门，并称关元为"下纪"。

纪者，治理。胃治理摄入的水谷五气五味为"上纪"，小肠腐熟水谷气味为"下纪"。膀胱尿道口是三焦水道的出口，决定着三焦腑水道的通畅与否，可知少腹石门、关元、中极三穴的重要性，其实质是小肠、膀胱、三焦三腑的重要性。而小肠、三焦、膀胱属于消化腑道，所以小肠膀胱丹田命门，其实是胃腑命门，生神之处，其治疗诊断在少腹关元膀胱矣。

因为小肠前附脐，后附脊，故有十四脊椎命门穴。《灵枢·肠胃》说："小肠后附脊……外附于脐上……回肠当脐。"故脐名"神阙"，生神的宫殿。

（五）小肠、心开窍于目

上文说小肠属阳明胃，上通于目。但小肠是心之腑，心开窍于目，又通过心通目。《素问·脉要精微论》说："诊得心脉而急……少腹当有形也……心为牡脏，小肠为之使，故曰少腹当有形也。"小肠是腐熟水谷生化营卫血气之"神阙"，小肠生成的营血神注舍于心。

《灵枢·邪气脏腑病形》说："小肠病者，小腹痛，腰脊控睾而痛，时窘之后，当耳前热，若寒甚，若独肩上热甚，及手小指次指之间热，若脉陷者，此其候也。手太阳病也，取之巨虚下廉。"

《灵枢·四时气》说："小腹控睾，引腰脊，上冲心，邪在小肠者，连睾系，属于脊，贯肝肺，络心系。气盛则厥逆，上冲肠胃，熏肝，散于肓，结于脐。"小腹，《黄帝内经太素》作少腹，即关元膀胱处，小肠属于肠胃，为心之腑，后附脊，前附脐，下连于睾丸，故云"络心系""上冲肠胃，熏肝，散于肓，结于脐"。

心脏外的血脉为心包络所主，《灵枢·经脉》说"心主手厥阴心包络之脉，起于胸中，出属心包络，下膈，历络三焦……是主脉"，与小肠一样属于"心系"。小肠"连睾系"，如小肠疝气。脐带是胚胎发育的枢纽，母血输给心脏的枢纽，小肠、心都结于脐。心包络主血脉"结于脐"。

小肠心属君火，心包络相火代君行事，所以《扁鹊镜经·通天》说："手厥阴胞络之脉，起于胞中，连睾系，属于脊，贯肝肺，络心系，属心，散于心包，布膻中；其直者，出脊前，系于肾，贯肠胃，历络三焦，熏肝，散于肓，结于脐；其直者，出属心系……胞络者，嗣育之本，原气宗始也。《神农下经》曰：男子之胞以藏精，睾囊也；女子之胞以藏血，子宫也。胞者，人命之门也。胞之系者络也。手厥阴胞络者，长养五脏六腑精气也。脉横右关……"

男胞睾丸藏精，女胞子宫藏血，此男女胞是生育下一代的"人命之门"，但不是个体人活着的"命门"。生育下一代的命门与个体人活命的"命门"是两个不同的概念，不得混淆。

《黄帝内经》说的命门是个体人活命的命门。《扁鹊镜经·通天》所言"手厥阴胞络之脉"路径，在《灵枢·四时气》中则属于小肠，小肠为心之腑，手厥阴胞络之脉属于"心系"，两者都属于"心系"矣。因"连睾系"，睾属于肾，故云"系于肾"（《素问·奇病论》说"胞络者，系于肾"），并不在肾脏。

睾丸、子宫、膀胱都"系于肾",属于肾系,不在肾脏,与"心系"不属心脏一样。

《素问·五脏别论》说:"脑、髓、骨、脉、胆、女子胞,此六者,地气之所生也……名曰奇恒之腑。"胞为地气所生,根于肠胃水谷精微,故《扁鹊镜经·通天》说:"地气通于胞而藏于精。胞者,精之府也。地气者,载精气之化也。精者,真气,身之本也。"虽然胞为"人命之门",而胞生于地气肠胃,强调的还是生"神"的胃肠神命门,这个体人活着的命门,"脉横右关"。

笔者将男女胞生育下一代形体的"人命之门"名为生育命门,将养育个体人形体的胃腑命门名为胃腑神命门,见图2-10。肾脏之系有生殖和泌尿两大系统,生殖系统主生育命门,膀胱泌尿系统为"胃之关"主胃腑神命门,这是两个不同概念的命门。

后世医家称命门在肾脏,或称两肾脏总为命门,是不知肾之系有生殖和泌尿两大系统之分。由此可以看出,我们的古人早已经知道是心包络所主血脉中的血液能生精液。男女胞所藏精血皆源于胃腑神命门之水谷精微,诊察于右手尺部,《难经》称右肾为命门。

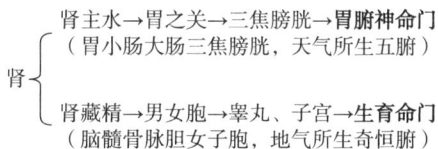

肾主水→胃之关→三焦膀胱→**胃腑神命门**
（胃小肠大肠三焦膀胱,天气所生五腑）

肾藏精→男女胞→睾丸、子宫→**生育命门**
（脑髓骨脉胆女子胞,地气所生奇恒腑）

图2-10 两个命门示意图

《扁鹊镜经·通天》说:"地气通于胞而藏于精;胞者,精之府也。地气者,载精气之化也。精者,真气,身之本也。真气者,清禀谷三气行于身,以养脏气。诸气之精,皆通所藏焉……天气通于肺而归,藏归气交,脏真高于肺,肺朝百脉,吸清呼浊,以行荣卫阴阳也。雨气通于肾而育,藏育气交,脏真下于肾,肾藏骨髓之气,髓不生则骨不满矣。川气通于脑而止,藏止气交,脏真达于脑,脑藏志意之气,通调六经也。海气通于胃而壹,藏壹气交,脏真滋于胃,胃藏水谷之气,生会荣卫焉。真气通于三焦而谦,谦藏气交,脏真荣于三焦,蓄育五脏六腑之精,以约气化之道矣……人与天气,始化于肺之开阖;人与地气,生化于胞之嗣育。应天之气者,动而不息,故心肺相召,以行气血也。应地之气者,静而守位,故胞络藏精,长养脏真之本也。"

扁鹊阐述很清楚，肺天气生"雨气""海气""川气""营卫"，上焦得开，津液得下，胃气得和，水谷精微通过三焦输布藏于五脏六腑，而为胃腑神命门；脾胃地气生奇恒之腑藏精嗣育长养脏真，而为生育命门。

《素问·解精微论》说："夫心者，五脏之专精也，目者其窍也。"《灵枢·五癃津液别》说："五脏六腑，心为之主……目为之候。"《灵枢·大惑论》说"目者，五脏六腑之精也……神气之所生也……目者，心之使也，心者，神之舍也"，于此可知，心主目，又心主君火，目为心之窍，故王冰云目为"光照之所"。

小肠是心之腑，目有心火照明，是人体窥探外部世界的门户，故云目为命门。目命门实质是心为之主，心为君主之官，主明则天下安。但心的营血神却生于小肠，所以目命门的本源在小肠，小肠"命门者，诸神精之所舍，原气之所系也；男子以藏精，女子以系胞"，故王冰说"命门者藏精（水谷之精微），光照之所则两目也"，其募穴在关元矣。

《素问·逆调论》说："肝一阳也，心二阳也。"相火寄于肝胆，肝开窍于目；心为君火，亦开窍于目；相火代君火行事，所以人身二火光照于目，故王冰说两目为"光照之所"。阳气"失其所则折寿而不彰"，这不是命门是什么？人年半百阳气衰，则眼花视物不清，而目命门衰矣。

（六）冲脉、督脉、任脉起源于少腹

《素问·骨空论》说："督脉者，起于少腹……与太阳起于目内眦，上额交颠，上入络脑……其少腹直上者贯脐中央（从胚胎学知道连接膀胱和脐者有脐尿管，脐连小肠），上贯心……上系两目。"故人们说督脉、任脉、冲脉一源而三岐。督脉起于"少腹""上贯心"经中丹田，"上系两目""入络脑"归目脑命门上丹田，可知督脉统三丹田。这就是气功家练习小周天的意义所在。

《素问·骨空论》说："任脉者，起于中极之下，以上毛际，循腹里上关元，至咽喉，上颐循面入目。"经文名言任脉起于少腹关元（小肠经募穴）、中极（膀胱经募穴），而"上颐循面入目（目命门）"。小肠是三焦水道入口，膀胱是三焦水道出口，关元、中极在少腹，任脉起于少腹，上入目命门。

《素问·骨空论》说："督脉者，起于少腹。"《素问·举痛论》说："冲脉起于关元。"《灵枢·五味论》说："膀胱之胞薄以濡，得酸则缩绻，约而不通，水道不行，故癃。"显然这里的胞指膀胱。如《黄帝内经太素》注："胞，苞盛

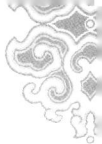

尿也。"又说："膀胱盛尿，故谓之胞，即尿脬。"

又《素问·痹论》说："胞痹者，少腹膀胱按之内痛，若沃以汤，涩于小便，上为清涕。"膀胱通三焦水道，《灵枢·本输》说："三焦下腧……名曰委阳，是太阳络也……三焦者……太阳之别也，上踝五寸，别入贯腨肠，出于委阳，并太阳之正，入络膀胱，约下焦，实则闭癃，虚则遗溺。"

三焦与膀胱合在一起了，三焦下合于膀胱，膀胱合于肾，故《灵枢·本脏》说："肾合三焦膀胱，三焦膀胱者，腠理毫毛其应。"腠理是三焦腑水道，膀胱是水道出口，毫毛生于腠理属于肺，所以三焦膀胱应在腠理毫毛。

冲脉、督脉、任脉起于小肠、三焦、膀胱之胃中腑，所以《扁鹊镜经·八舍》说"冲任督跷，居中为根"，《扁鹊镜经·奇恒》说"胞络三焦，气布五脏六腑，脉通冲、任、督、跷，乃枢机之寸也"，《扁鹊镜经·揆度》说"冲、任、督、跷、维、带，神机之根"，《扁鹊镜经·通天》说："冲、任、督、跷、维、带，居中为根，阳藏于阴，阴动于阳，守司五十营之音焉。"因为营卫生于中焦肠胃，故云冲脉、督脉、任脉起于小肠关元以"居中为根"。

从上述可知，小肠胃腑命门经过三条路上入目脑命门（上丹田），一是直接由阳明胃上入目脑命门，二是通过心（膻中中丹田）上注目脑命门，三是由关元（下丹田）通过督脉、任脉、冲脉上入目脑命门。这说明命门是一个系统，不是一个脏器，生精（水谷精微）于胃腑命门，小肠、三焦君相二火光照于目矣。

主脊柱脊髓的督脉、冲脉为什么起于少腹关元膀胱呢？胚胎学告诉我们，脊髓起源于神经管的尾端，在出生前，脊髓下端与第 3 腰椎（悬枢、三焦俞）平脐（所以《灵枢·岁露论》说"卫气之行风府，日下一节，二十一日，下至尾底，二十二日，入脊内，注入伏冲之脉"，7 颈椎、12 胸椎、3 腰椎共 22 椎。

《素问·疟论》说"卫气一日一夜大会于风府……其出于风府，日下一节，二十五日下至骶骨，二十六日入于脊内，注于伏膂之脉"，原来有其胚胎解剖学基础。

从三焦俞中间的悬枢入少腹关元、石门、膀胱，然后沿任脉上行于缺盆），并下连尾骨，则腰、骶、尾段的脊神经根在椎管内垂直下行，所以骶、尾段有腰阳关、大肠俞、小肠俞、膀胱俞等，道家重视下丹田关元，佛家的海底轮亦在这里。

脑髓有病必须治这里，《素问·五脏别论》说"脑、髓、骨、脉、胆、女子胞，此六者，地气之所生也"。

于此可知，胃肠腑派生出两个腑——三焦水道腑和奇恒之腑。这一下丹田、石门、关元、膀胱胚胎解剖基础的发现，对于完善中医基础理论十分重要，《黄帝内经》说其理论来源于解剖，并非虚语。我们的古人太不可思议了，伟大的智慧啊！

（七）目命门与后世命门说的关系

《难经·三十六难》说："肾两者，非皆肾也。其左者为肾，右者为命门。"笔者现在明白胃腑命门在小肠关元、膀胱中极、三焦石门之后，才真正知道《难经》称右肾为命门的真实含义。

其实《难经》并不是说命门在右肾脏，而是说在小肠、膀胱、三焦，《素问·五脏别论》说"夫小肠、三焦、膀胱，此五者，天气之所生也，其气象天，故泻而不藏，此受五脏浊气，名曰传化之腑"，其脉诊部位在右手尺部，右尺部属于肾脉诊部位，故称"右者为命门"。因为胃腑命门是生化营卫血气神、补精益气（《灵枢·营卫生会》《素问·脏气法时论》）的源头，故云"命门者，诸神精之所舍，原气之所系也；男子以藏精，女子以系胞"。

王叔和《脉经·两手六脉所主五脏六腑阴阳逆顺第七》说："肾与命门俱出尺部……神门决断，两在关后……肾部在右手关后尺中……以膀胱合为府，合于下焦，在关元右。左属肾，右为子户，名曰三焦。"

李延昰《脉诀汇辨·卷二》说："即《难经》八难所谓三焦之原，守邪之神，故为根本之脉，而称神门也。"《扁鹊镜经·奇恒》说："食饮居处，禀万物地气，化荣卫气血，乃化之一寸也，曰中，曰关；胞络（手厥阴）三焦气布五脏六腑，脉通冲、任、督、跷，乃枢机之寸也，曰后，曰尺焉。"

可知扁鹊已将三焦包络归属于右关脾胃土类，并认为其通督任、冲脉。王叔和继承《扁鹊镜经》《难经》说，阐明右肾命门是指右尺脉诊部位，不在肾脏，只是说"系于肾""连睾系"或"通于肾"。

因为三焦为相火，小肠为君火，相火代君火行令，故刘完素在《素问玄机原病式·六气为病·火类》中说："（少阳三焦和心包络）二经俱是相火，相行君命，故曰命门尔。"因为三焦相火脉诊在右手命门，故称三焦相火为命门火。

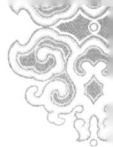

《此事难知·表里所当汗下》记载李东垣"不传之秘"的命门脉诊在右手尺部：

寸　　关　　尺

右手（行阴二十五度）　肺大肠　脾胃　命门心包三焦

左手（行阳二十五度）　心小肠　肝胆　肾膀胱

故李东垣称"右手尺脉为命门""命门之脉诊在右手尺"，并不指右肾脏。此法李东垣《脉诀指掌·右手足六经脉》亦说右尺候"手少阳三焦脉和手厥阴脉"。李东垣根据心包三焦在右肾命门说创立了心包络命门说（心包络主血脉。《灵枢·五味论》说"血脉，中焦之道也"，即言血脉是中焦生成的营卫血气神的通道）。

元代滑寿及明代李梴亦继承《难经》右肾命门说。《难经》右肾命门说只是指小肠、膀胱、三焦的脉诊部位在右手尺部，属于胃腑命门，胃腑命门生化营卫血气神补精益气，光照之所在目，故称目命门。

《兰室秘藏》说："心与包络者，君火、相火也。""心者，君火也。主人之神，宜静而安。相火代行其令。相火者，包络也，主百脉，皆荣于目。凡心包络之脉，出于心中，以代心君之行事也。与少阳为表里。""少阴为火，君主无为，不行其令，相火代之。兼心包络之脉，出心系，分为三道。少阳相火之体无形，其用在其中矣。""心主血，血主脉，二者受邪，病皆在脉。脉者，血之府也。脉者，人之神也。心不主令，包络代之。故曰：心之脉主属心系。心系者，包络命门之脉也。"

李氏从生理上分析了心与心包络的关系，因为心包络代君行事，故将先天心命门称为心包络命门。心命门，即包络命门，故《脾胃论·脾胃胜衰论》说："手厥阴为十二经之领袖，主生化之源。"《医学发明·病有逆从》说："厥阴心包乃包络，十二经之总也。"

由此看出，李东垣可能读过《扁鹊内经》《扁鹊外经》，突出了心包络命门为十二经之本源，其根源在于心包络是相火。又胃为脏腑之海、生化气血之源，可知心包与胃有密切关系，因此心包经内关穴可治胃经病，胃经足三里可治心病。为什么手厥阴少阳主脾胃呢？《难经·十八难》说："手心主少阳火，生足太阴阳明土，土主中宫，故在中部也。"

凡是与肾脏有关系的各种命门说，如"肾间动气"命门说、两肾总命门说等，多是说男女胞生育命门，"系于肾"，不在肾脏。《黄帝内经》目命门源于胃腑神命门，属于个体人活命生神的胃腑命门，要遵《黄帝内经》目命门说，守正传承。

（八）张仲景重视少腹关元膀胱

小肠、三焦、膀胱的募穴关元、石门、中极都在少腹部，故张仲景特别重视关元膀胱。《金匮要略·水气病脉证并治》说："寸口沉而紧，沉为水，紧为寒，沉紧相搏，结在关元……""寒气不足，则手足逆冷；手足逆冷则营卫不利；营卫不利，则腹满肠鸣相逐，气转膀胱，荣卫俱劳。"水肿阴寒、小便不利、胸中痛、气上冲咽、咳喘，或手足逆冷，或腹满肠鸣，关键病机在少腹关元膀胱。

《金匮要略·妇人妊娠病脉证并治》说："怀身七月，太阴当养不养，此乃心气实，当刺泻劳宫及关元，小便微利则愈。"胃腑命门火衰，故而出现腹满、小便不利；阳不化气，水湿下流，故而出现腰以下重。阳虚生阴火，故刺泻劳宫为泻阴火（心火）以治其标，刺关元为扶命门以治其本。

《金匮要略·妇人产后病脉证并治》说："产后七八日，无太阳证，少腹坚痛，此恶露不尽。不大便，烦躁发热……热在里，结在膀胱也。"《金匮要略·妇人杂病脉证并治》说："妇人之病，因虚、积冷、结气，为诸经水断绝。至有历年，血寒积结胞门，寒伤经络。凝坚在上，呕吐涎唾，久成肺痈，形体损分；在中盘结，绕脐寒疝，或两胁疼痛，与脏相连；或结热中，痛在关元……"

少腹关元为命门之所，冲脉、任脉、督脉之所起。妇人虚寒、积冷、结气，在上呕吐涎唾，在中盘结寒疝、两胁疼痛，或热结在里，关键病机在少腹关元膀胱。《金匮要略·杂病方》说："救卒死而四肢不收，失便者方：……灸心下一寸（鸠尾、巨阙），脐上三寸（建里），脐下四寸（中极），各灸一百壮，瘥。"巨阙为心之募穴，中极为膀胱募穴。灸这些穴位即是从先后天命门（先天心命门和后天胃腑命门）入手。

《伤寒论》第106条："太阳病不解，热结膀胱，其人如狂，血自下，下者愈。其外不解者，尚未可攻，当先解其外；外解已，但少腹急结者，乃可攻之，宜桃核承气汤。"

《伤寒论》第124条："太阳病六七日，表证仍在，脉微而沉，反不结胸；其人发狂者，以热在下焦，少腹当硬满，小便自利者，下血乃愈。所以然者，

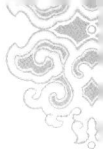

以太阳随经，瘀热在里故也。抵当汤主之。"

第 125 条："太阳病，身黄，脉沉结，少腹硬，小便不利者，为无血也；小便自利，其人如狂者，血证谛也，抵当汤主之。"

第 126 条："伤寒有热，少腹满，应小便不利，今反利者，为有血也。当下之，不可余药，宜抵当丸。"

病在少腹关元膀胱，就是脾胃病，小肠、膀胱病则三焦病，三焦病涉及水道津液和血道血脉，症状是少腹满、少腹急结等，治疗一是逐瘀血，一是利小便。《伤寒论》第 340 条说："病者手足厥冷，言我不结胸，小腹满，按之痛者，此冷结在膀胱关元也。"

对目命门的阐释，完善了中医脏象学说，对中医临床有切实重大指导意义。

（九）小结

综上所述可知，目命门根于少腹小肠、膀胱，结于目。小肠和膀胱是决定三焦水道出入运行者，膀胱是三焦水道的出水口，膀胱合于肾，故经云"肾合三焦膀胱"。而少阳相火是三焦水道的蒸腾气化者，形成了两"肾间动气"，故《难经·六十六难》说："脐下肾间动气者，人之生命也，十二经之根本也，故名曰原。"脉诊在右手尺肾部位，故称右肾为命门。

这个少腹是三焦元气发源地，又是督脉、任脉、冲脉的起始处，故医家、道家、佛家都以此处为本。胃腑命门是"神阙"生水谷精微神的地方，藏内显外，表现于两目，俗称眼神。

肺天气所生胃、小肠、大肠、三焦、膀胱肠道五腑，派生出三焦膀胱水道腑和奇恒之腑两个腑。胃是摄纳水谷进入腐熟水谷处的入口，大肠是排出水谷糟粕的出口，余小肠、三焦、膀胱三腑才是腐熟水谷的要害之腑，故称胃腑神命门。

肝、心开窍于目，二火光照出于目命门。命门关系到肾的生殖、泌尿两大系统的生育命门和养育命门，命门是一个系统，不是一个脏器，本源于胃腑神命门，三焦腠理水道的进出口在小肠膀胱，生物生命源于水，开门于目，故有目命门。

四、脾为胃行津液

《素问·太阴阳明论》说：

四肢皆禀气于胃，而不得至经，必因于脾，乃得禀也。今脾病不能为胃行其津液，四肢不得禀水谷气，气日以衰，脉道不利，筋骨肌肉，皆无气以生，故不用焉……脾者土也，治中央，常以四时长四脏，各十八日寄治，不得独主于时也。脾脏者，常著胃土之精也，土者，生万物而法天地，故上下至头足，不得主时也。

《素问·厥论》说：

脾主为胃行其津液者也。

《素问·平人气象论》说：

脾脉者土也，孤脏以灌四傍者也。

《素问·经脉别论》说：

饮入于胃，游溢精气，上输于脾。脾气散精，上归于肺，通调水道，下输膀胱。水精四布，五经并行，合于四时五脏阴阳，揆度以为常也。

经文为什么说脾能为胃行津液灌溉四旁呢？是通过什么途径行津液的呢？有没有解剖生理基础呢？对这个问题各注家没有说清楚，笔者试着阐释如下。

脾主肌肉，肌肉中是少阳三焦腑腠理，腠理中间隙《扁鹊镜经》称作三焦太虚，是血脉、经脉、津液、元气、神经的通道，故云脾能为胃行津液，而且是"常以四时长四脏，各十八日寄治""合于四时五脏阴阳"，按"时"输送给五脏六腑，《素问·太阴阳明论》说"脏腑各因其经而受气于阳明，故为胃行其津液"，脏腑是按时通过经脉接受肠胃水谷精微的。

第二节　肝、心主阳

《素问·阴阳别论》说"肝之心，谓之生阳"，《素问·逆调论》说"肝一阳也，心二阳也"，指出肝心主春夏阳仪系统。

背为阳。《素问·金匮真言论》说："背为阳，阳中之阳，心也；背为阳，阳中之阴，肺也。"又说："人身之脏腑中阴阳，则脏者为阴，腑者为阳。肝、心、脾、肺、肾五脏皆为阴，胆、胃、大肠、小肠、膀胱、三焦六腑皆为阳。"

《灵枢·阴阳系日月》说："足之阳者，阴中之少阳也……手之阳者，阳中之太阳……腰以上者为阳……其于五脏也，心为阳中之太阳，肺为阳中之少阴，肝为阴中之少阳。"

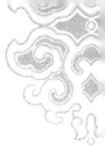

六腑为阳，故六腑经脉为阳，分为手三阳经、足三阳经。

在自然界春夏为阳，在人身肝心应春夏阳仪系统，六经属于厥阴、少阳、太阳，关键是厥阴从中气少阳三焦相火，其主升发阳气，《素问·四气调神大论》说："逆春气，则少阳不生，肝气内变。逆夏气，则太阳不长，心气内洞……夫四时阴阳者，万物之根本也，所以圣人春夏养阳，秋冬养阴，以从其根，故与万物沉浮于生长之门。"

第三节　阳光普照大地

脾胃土主肌肉，肌肉内是少阳三焦腑腠理，"清阳发腠理"，肌肉腠理为土地，此乃人身一轮红日普照大地也。

第四节　目为人身阳气光照之门

《素问·金匮真言论》说"（肝）开窍于目"，《灵枢·脉度》又指出"肝气通于目"，《素问·解精微论》说"夫心者……目者其窍也"，《素问·逆调论》说："肝一阳也，心二阳也。"

《灵枢·大惑论》说"目者，心之使也，心者，神之舍也"，《灵枢·卫气行》说"是故平旦阴尽，阳气出于目"，说明主阳气的肝心主目中阳气，主春夏升浮阳气。《素问·阴阳离合论》王冰注："命门者藏精，光照之所则两目也。"由此可知，目乃人身阳气光照之门户。

肝为什么能生发阳气因为厥阴肝从中气少阳三焦相火，可知人身阳气本源在一轮红日——少阳三焦相火也。

第五节　人体的阳气是少阳三焦相火

张景岳说少阳三焦相火是人身一轮红日，主人体的基本温度，具体反映是卫气的温煦作用。

相火是少阳三焦的本气，三焦是一个阳腑，具有阳腑能容物进进出出的特性。《难经·十八难》说"手心主、少阳火，生足太阴阳明土，土主中宫，故在中部也"，故少阳三焦相火生脾胃土在"胃脘"，而脾胃主肌肉、四肢手足。

脾胃土与三焦相火合为"灶炉"腐熟水谷而"中焦如沤"，蒸腾而上则"上焦如雾""头为诸阳之会"，故"清阳出上窍"；主四肢手足则为"诸阳之本"，故"清阳实四肢"；主肌肉，肌肉中是三焦腠理，故云"清阳发腠理"。如酿酒流下入经隧则"下焦如渎"，故云"浊阴出下窍……浊阴归六腑""浊阴走五脏"。这少阳三焦的作用如酿酒，见图2-11。

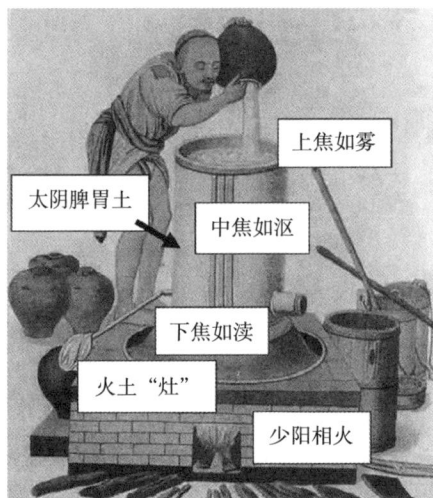

图 2-11　上焦如雾、中焦如沤、下焦如渎示意图

《灵枢·本输》说："三焦者，中渎之腑也，水道出焉，属膀胱，是孤之腑也。"

《灵枢·本脏》说："肾合三焦、膀胱，三焦、膀胱者，腠理毫毛其应……肾应骨，密理厚皮者，三焦、膀胱厚；粗理薄皮者，三焦、膀胱薄。疏腠理者，三焦、膀胱缓；皮急而无毫毛者，三焦、膀胱急。毫毛美而粗者，三焦、膀胱直；稀毫毛者，三焦、膀胱结也。"

肾、膀胱、三焦主泌尿系统。小便出前阴，故《灵枢·刺节真邪》说："茎垂者，身中之机，阴精之候，津液之道也。故饮食不节，喜怒不时，津液内溢，乃下留于睾，水道不通，日大不休，俯仰不便，趋翔不能。此病荥然有水，不上不下，铍石所取，形不可匿，常不得蔽，故命曰去爪。"故膀胱经行于人身背部，主人身五脏六腑之背俞穴。

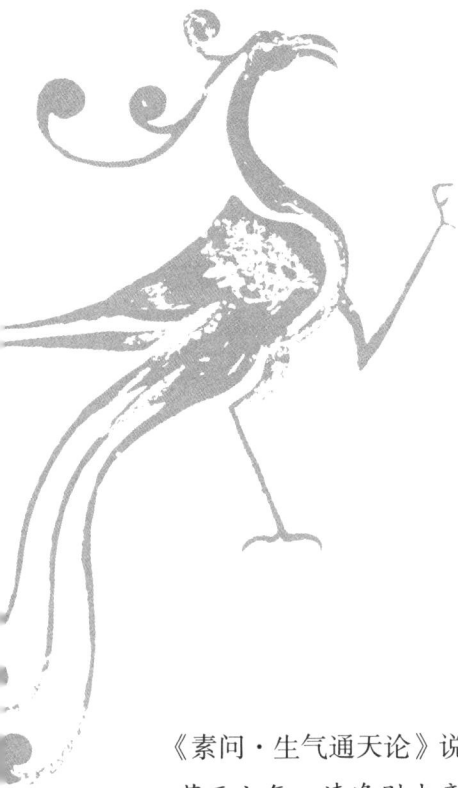

《素问·生气通天论》说：

苍天之气，清净则志意治，顺之则阳气固，虽有贼邪，弗能害也，此因时之序。故圣人传精神，服天气，而通神明。失之则内闭九窍，外壅肌肉，卫气散解，此谓自伤，气之削也。

阳气者若天与日，失其所则折寿而不彰，故天运当以日光明，是故阳因而上卫外者也……

阳气者，精则养神，柔则养筋……故风者，百病之始也，清静则肉腠闭拒，虽有大风苛毒，弗之能害，此因时之序也。

故阳气者，一日而主外，平旦人气生，日中而阳气隆，日西而阳气已虚，气门乃闭。是故暮而收拒，无扰筋骨，无见雾露，反此三时，形乃困薄……

阳者，卫外而为固也……

凡阴阳之要，阳密乃固，两者不和，若春无秋，若冬无夏，因而和之，是谓圣度。故阳强不能密，阴气乃绝，阴平阳秘，精神乃治。阴阳离决，精气乃绝。

经文说得明白，阳气就是人体的太阳，阳气在外，"卫外而为固"，防止外邪侵袭人体，阳生阴长，在内则"精则养神，柔则养筋"。阳气源于太阳运动，太阳运动形成了四时之序，故《素问·四气调神大论》说："阴阳四时者，万物之终始也，死生之本也，逆之则灾害生，从之则苛疾不起，是谓得道。道者，圣人行之，愚者佩之。从阴阳则生，逆之则死，从之则治，逆之则乱。反顺为逆，是谓内格。"

《素问·阴阳应象大论》说："阳之气，以天地之疾风名之。"风是阳气的代表。《金匮要略》说："夫人禀五常，因风气而生长，风气虽能生万物，亦能害万物，如水能浮舟，亦能覆舟。"

《素问·六微旨大论》说："夫物之生从于化，物之极由乎变，变化之相薄，成败之所由也。故气有往复，用有迟速，四者之有，而化而变，风之来也……迟速往复，风所由生，而化而变，故因盛衰之变耳。"于此可知，风是阳气运动产生的，阳气运动强弱变化产生了八风的强弱变化，所以《灵枢·九宫八风》强调候八正虚风。

第四章 《黄帝内经》论卫气

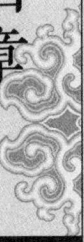

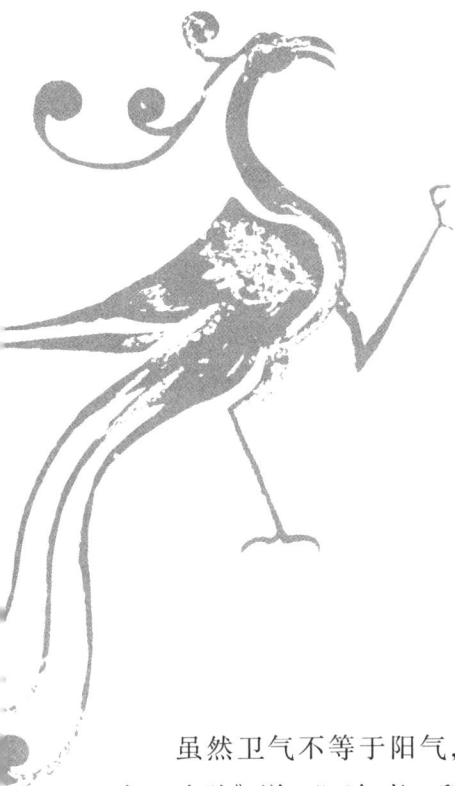

虽然卫气不等于阳气，但卫气还是人体的阳气。《灵枢·本脏》说："卫气者，所以温分肉、充皮肤、肥腠理、司开阖者也。""卫气充则分肉解利，皮肤调柔，腠理致密矣。"指出了卫气卫外的皮肤屏障防卫机能。

《黄帝内经》对卫气理论的论述散漫、不集中，且隐约难懂，让医家不明，为此笔者检索《黄帝内经》对卫气理论的有关论述，加以梳理阐释，以期卫气理论明白于天下，完善中医基础理论，敬请同道批评指正。

第一节　卫气的来源

《灵枢·营卫生会》说："人受气于谷，谷入于胃，以传与肺，五脏六腑，皆以受气，其清者为营，浊者为卫，营在脉中，卫在脉外，营周不休，五十而复大会。阴阳相贯，如环无端。卫气行于阴二十五度，行于阳二十五度，分为昼夜，故气至阳而起，至阴而止。"这说明卫气来源于水谷之气，昼夜分行，昼行二十五度，夜行二十五度。

《灵枢·卫气》说："六腑者，所以受水谷而行化物者也，其气内干五脏，而外络肢节。其浮气之不循经者，为卫气。"指出卫气来源于六腑。

六腑是卫气之本，六腑下合于胫，故胫是卫气之根。《灵枢·卫气》说：

足太阳之本，在跟以上五寸中，标在两络命门，命门者，目也。

足少阳之本，在窍阴之间，标在窗笼之前，窗笼者，耳也。

足少阴之本，在内踝下上三寸中，标在背俞与舌下两脉也。

足厥阴之本，在行间上五寸所，标在背俞也。

足阳明之本，在厉兑，标在人迎颊夹颃颡也。

足太阴之本，在中封前上四寸之中，标在背俞与舌本也。

手太阳之本，在外踝之后，标在命门之上一寸也。

手少阳之本，在小指次指之间上二寸，标在耳后上角下外眦也。

手阳明之本，在肘骨中，上至别阳，标在颜下合钳上也。

手太阴之本，在寸口之中，标在腋内动也。

手少阴之本，在锐骨之端，标在背俞也。

手心主之本，在掌后两筋之间二寸中，标在腋下三寸也。

经文明确说足手三阴三阳之本在胫部以下。

"足太阳之本，在跟以上五寸中"，即在胫部跗阳穴处。

"足少阳之本，在窍阴之间"，即在井穴足窍阴穴处。

"足阳明之本，在厉兑"，即在井穴厉兑穴处。

"足太阴之本，在中封前上四寸之中"，即在三阴交穴处。

"足少阴之本，在内踝下上三寸中"，即在内踝上下三寸复溜穴处。

"足厥阴之本，在行间上五寸所"，即在内踝中封穴处。

"手太阳之本，在外踝之后"，即在"外踝"后的养老穴处。

"手少阳之本，在小指次指之间上二寸"，即在液门穴处。

"手阳明之本，在肘骨中，上至别阳"，即在曲池穴处。

"手太阴之本，在寸口之中"，即在太渊穴处。

"手少阴之本，在锐骨之端"，即在神门穴处。

"手心主之本，在掌后两筋之间二寸中"，即在内关穴处。

足经之本从跗阳穴到中封穴都在胫以下，手经之本从曲池到液门，相当于胫部。此四肢皆是脾胃土类所主，还是属于六腑，其为卫气之源，这属于生

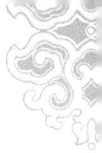

理。卫阳生于六腑，故曰"所谓阳者，胃脘之阳也"。

《灵枢·本输》记载五输穴始于井穴，终于肘膝，即在胫部，肘膝、手足主于脾胃土。《灵枢·根结》指出足三阴三阳经和手三阳经的井穴都出于手足端，手足属于脾胃土。《素问·阴阳离合论》记载足三阴三阳经皆起于足。这都说明脾胃土、胫、气街是卫气之源。

营卫出于中焦脾胃（《灵枢·营卫生会》），而营卫"阴阳之且移也，必从四末始也"（《素问·疟论》），"营气者，泌其津液，注之于脉，化以为血，以荣四末……卫气者，出其悍气之慓疾，而先行于四末、分肉、皮肤之间，而不休者也"（《灵枢·邪客》），"阳受气于四末"（《灵枢·终始》），"营卫之行也，上下相贯，如环之无端……夫四末阴阳之会者，此气之大络也……故络绝则径通，四末解则气从合，相输如环"（《灵枢·动输》）。

卫气是人体的阳气，卫阳之气，生于脾胃，聚于四肢，故《素问·阴阳别论》说："所谓阳者，胃脘之阳也。"《素问·逆调论》说："四肢者，阳也。"《素问·阳明脉解》说："四肢者，诸阳之本也。"《素问·阴阳应象大论》说："清阳出上窍……清阳发腠理……清阳实四肢。"因为四肢是卫阳汇集、积聚最多的地方，故《黄帝内经》特别重视肘膝以下的五输穴，并以四肢为本，即以胫、气街为本，专设"根结""标本"论之。卫气生于肘膝以下，六腑为本源，其生从少到盛，《灵枢·根结》称作根、溜、注、入，谓：

足太阳根于至阴，溜于京骨，注于昆仑，入于天柱、飞扬也。

足少阳根于窍阴，溜于丘墟，注于阳辅，入于天容、光明也。

足阳明根于厉兑，溜于冲阳，注于下陵，入于人迎、丰隆也。

手太阳根于少泽，溜于阳谷，注于小海，入于天窗、支正也。

手少阳根于关冲，溜于阳池，注于支沟，入于天牖、外关也。

手阳明根于商阳，溜于合谷，注于阳溪，入于扶突、偏历也。

此所谓十二经者，盛络皆当取之。

《灵枢·本输》称作井、荥、输、经、合，如谓：

肺出于少商，少商者，手大指端内侧也，为井木；溜于鱼际，鱼际者，手鱼也，为荥；注于太渊，太渊，鱼后一寸陷者中也，为输；行于经渠，经渠，寸口中也，动而不居为经；入于尺泽，尺泽，肘中之动脉也，为合，手太阴经也。

根为井穴，溜为荥穴，注为输穴，行为经穴，入为合穴，称作五输穴。五输穴分五行，阴经井、荥、输、经、合为木、火、土、金、水，始于厥阴春肝木，终于太阳冬肾水。阳经井、荥、输、经、合为金、水、木、火、土，始于阳明秋肺金，终于长夏太阴脾土。取"金木者，生成之终始也"及"左右者，阴阳升降之道路也"之义。

第二节　卫气的定义

一、卫气慓疾滑利，温煦腠理、司开阖

《黄帝内经》对卫气作了明确定义。《灵枢·本脏》说："卫气者，所以温分肉，充皮肤，肥腠理，司开阖者也……卫气和则分肉解利，皮肤调柔，腠理致密矣。"

《素问·痹论》说："卫者，水谷之悍气也，其气慓疾滑利，不能入于脉也，故循皮肤之中，分肉之间，熏于肓膜，散于胸腹。"

《灵枢·邪客》说："卫气者，出其悍气之慓疾，而先行于四末、分肉、皮肤之间，而不休者也，昼日行于阳，夜行于阴，常从足少阴之分间，行于五脏六腑。"

经文首先指出卫气功能之一是温煦作用，即卫气是人体阳气。此卫阳之气，《素问·阴阳应象大论》称之为"清阳出上窍""清阳发腠理""清阳实四肢"，《灵枢·决气》则说："上焦开发，宣五谷味，熏肤，充身，泽毛，若雾露之溉，是谓气。"

卫气的功能之二是补充少阳三焦腑腠理，所谓"充皮肤，肥腠理"也；卫气的功能之三是司少阳三焦腑腠理之"开阖"；卫气的功能之四是"熏于肓膜，散于胸腹"，"肓膜"指胸腔腹腔内的系膜，肓膜也有三焦腑腠理。

卫气昼夜运行不息，不断进入脏腑百骸、五官九窍、腠理毛窍，发挥其卫阳温煦生理功能。卫气温煦腠理、司开阖是维持全身各种功能活动的基础与保障。

二、卫阳昼行于三阳

《素问·生气通天论》说："阳气者，一日而主外，平旦人气生，日中而阳

气隆，日西而阳气已虚，气门乃闭。是故暮而收拒，无扰筋骨，无见雾露，反此三时，形乃困薄。"

《灵枢·顺气一日分为四时》说："一日分为四时，朝则为春，日中为夏，日入为秋，夜半为冬。"这是卫气昼夜的运行，昼行于少阳、太阳、阳明三阳，夜行于三阴，可以从《伤寒论》六经欲解时图（图4-1）看清楚。

《素问·皮部论》说："阳主外，阴主内。"《灵枢·营卫生会》说："日中而阳陇为重阳，夜半而阴陇为重阴。故太阴主内，太阳主外，各行二十五度，分为昼夜。夜半为阴陇，夜半后而为阴衰，平旦阴尽而阳受气矣。日中为阳陇，日西而阳衰，日入阳尽而阴受气矣。"昼夜"各行二十五度"矣。

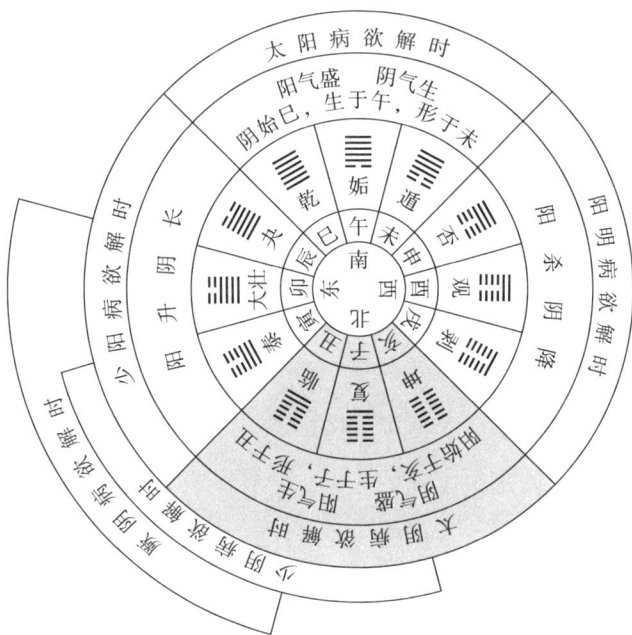

图4-1 六经欲解时图

三、卫阳主少阳，统三阴三阳

六经欲解时是张仲景创作《伤寒论》的大纲之一，不仅概括了太阳日周期视运动，也概括了太阳年周期视运动，也就是卫气的运行，注家很少提及。六经欲解时图中少阳、太阳、阳明、太阴"四经在四时，十二从应十二月，十二月应十二脉，脉有阴阳，知阳者知阴，知阴者知阳"（《素问·阴阳别论》），四经四时概括了十二月十二经脉。

其中一个少阳统三阴，少阳相火就是自然界中的太阳，即人身中的一轮红日，太阳光照大地——太阴脾土中之水（冬三月主水），才能生化万物。只有太阳运行到南回归线往北回归线返回时才是天道一阳来复，即少阴一阳来复，可知人体之太阳——少阳相火在太阴脾土，"所谓阳者，胃脘之阳也"，五运六气理论称之为少阳太阴从本，即"火湿"。

天地之道相差30度，到丑时地道大寒才是地道一阳来复，即厥阴一阳来复，五运六气理论称作"厥阴从少阳"矣。从而可知，少阴厥阴主一阳来复也，阳气来复则生，阳气不复则死，故《伤寒论》死证皆在少阴病篇、厥阴病篇。

不仅一个少阳统三阴，少阳还主三阳，故云"凡十一脏，取决于胆（相火寄于胆，春生少阳之气）"。

第三节 卫 气 行

一、卫气行日周期

1. 卫气昼行足手六阳经，夜入阴经五脏

卫气的运行《黄帝内经》有详细记载。《灵枢·卫气行》说：

是故平旦阴尽，阳气出于目，目张则气上行于头，循项下足太阳，循背下至小指之端。其散者，别于目锐眦，下手太阳，下至手小指之端外侧。

其散者，别于目锐眦，下足少阳，注小指次指之间。以上循手少阳之分，下至小指次指之间。

别者以上至耳前，合于颔脉，注足阳明，以下行至跗上，入五指之间。其散者，从耳下下手阳明，入大指之间，入掌中。

其至于足也，入足心，出内踝下，下行阴分，复合于目，故为一周。

卫气平旦出于目，从目行头，然后开始分行三阳经：

一是走足、手太阳经，谓"循项下足太阳，循背下至小指之端。其散者，别于目锐眦，下手太阳，下至手小指之端外侧"，先足太阳经，后手太阳经。

二是走足、手少阳经，谓"其散者，别于目锐眦，下足少阳，注小指次指

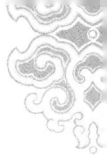

之间。以上循手少阳之分,下至小指次指之间",先足少阳经,后手少阳经。

三是走足、手阳明经,谓"别者以上至耳前,合于颌脉,注足阳明,以下行至跗上,入五指之间,其散者,从耳下下手阳明,入大指之间,入掌中",先足阳明经,后手阳明经。

以上是昼行足手六阳经,六阳经从足走手。卫气从头行诸经,《素问·气府论》称作"脉气所发",即脉气始发也。

四是夜入阴经五脏,谓"其至于足也,入足心,出内踝下,下行阴分,复合于目,故为一周",五脏按五行相克走,开始于肾,依次是肾→心→肺→肝→脾,然后从脾经行足少阴经,再从阴跷脉行于目。为什么卫气从少阴肾经阴跷脉出于目呢?因为阳气来复于少阴。

《素问·阴阳应象大论》说这是"阴在内,阳之守也;阳在外,阴之使也",《素问·阴阳离合论》说这是"阳予之正,阴为之主"。所谓"阳予之正"指卫阳是人体的正气,"正气存内,邪不可干",卫阳不足,首先是头气街感受天之邪而三阳发病。导致卫阳不足主要有两个原因,一是六腑生卫气不足,二是烦劳耗伤卫气等。

2. 卫气昼夜出入的通道(阳跷、阴跷二脉)

卫气昼夜出入的通道是阳跷、阴跷二脉,二脉交会于目。《灵枢·寒热病》说:

足太阳有通项入于脑者,正属目本,名曰眼系,头目苦痛,取之在项中两筋间,入脑乃别。阴跷、阳跷,阴阳相交,阳入阴,阴出阳,交于目锐眦,阳气盛则瞋目,阴气盛则瞑目。

这里的"阳入阴出"说的就是卫气的出入。平旦卫气通过阳跷脉出于目内眦,入夜卫气通过阴跷脉入于阴,可见命门目的开阖是由阴阳跷脉司理调节的。

3. 阴阳跷脉根于少阴肾

《灵枢·脉度》说:

跷脉者,少阴之别,起于然骨之后,上内踝之上,直上循阴股入阴,上循胸里入缺盆,上出人迎之前,入颃属目内眦,合于太阳、阳跷而上行,气并相还则为濡目,气不荣则目不合。

"跷脉者,少阴之别"指阴阳跷脉根于少阴肾。《灵枢·寒热病》说:

足太阳有通项入于脑者，正属目本，名曰眼系，头目苦痛取之，在项中两筋间，入脑乃别阴跷、阳跷，阴阳相交，阳入阴出，阴阳交于目锐眦，阳气盛则瞑目，阴气盛则瞑目。

卫气昼行于阳二十五度，夜行于阴二十五度。卫气生于六腑，阴尽在"胃之关"少阴肾"枢"转作用下，于平旦通过阴跷脉出于目内眦睛明穴。日入阳尽，卫气从目锐眦瞳子髎穴下行，在少阳"枢"转作用下，于暮通过阳跷脉入少阴行于阴。由此才能明白光照外部世界的目昼夜开阖为"命门"的重大意义，其穴名睛明穴之故，及少阳少阴主"枢"的意义所在。这说明卫气虽然生于六腑，并不是直接行于十二经脉，而是从"胃之关"（胃代表六腑）的少阴通过阴跷脉上行于目，从目出头通过阳跷脉在昼散行诸阳经二十五度，及夜行诸阴经二十五度。少阴肾主骨髓，脑为髓海，脑为神经系统之本，由此得知卫气可能是通过神经系统散行诸经脉的。

4. 卫阳藏于肾

平旦卫阳出于少阴肾入于目，日夕卫阳入于少阴肾，故曰"卫阳藏于肾"。卫阳藏少阴肾则眠，卫阳出少阴肾入目则醒。少阴肾阴盛则卫阳藏，卫阳即是少阳之气，故曰"少阳属肾"，可知卫阳的运行与太阳同步。少阴肾阴虚则卫阳不能藏，少阴肾阴太甚则格阳。

少阳三焦"属肾"，膀胱为肾之腑，肾有少阳三焦和太阳膀胱两腑，故《灵枢·本脏》说："肾合三焦膀胱，三焦膀胱者，腠理毫毛其应……密理厚皮者，三焦膀胱厚；粗理薄皮者，三焦膀胱薄；疏腠理者，三焦膀胱缓；皮急而无毫毛者，三焦膀胱急；毫毛美而粗者，三焦膀胱直；稀毫毛者，三焦膀胱结也。"可知三焦膀胱是肾水的通道，藏于少阴的卫阳之气气化肾水。

《灵枢·本输》说："少阳属肾，肾上连肺，故将两脏。三焦者，中渎之腑也，水道出焉，属膀胱，是孤之腑也。"渎者，水渠。三焦是水渠之腑，水渠即溪、谷也，是流水的。"属"通注。《周礼·冬官考工记·匠人》郑玄注："属，读为注。"三焦腑中的水沿溪谷流注膀胱。孤，元代滑寿《读素问钞》注："同则为类，异则为孤。"胃、小肠、大肠是胃肠谷道相连的腑，三焦、膀胱是不同于胃肠谷道相连的腑，是通水道别样之腑，故称孤腑。说明六腑有两个通道：胃、小肠、大肠谷道相连——出口肛门；三焦、膀胱水道相连——出口前阴尿道口。水谷之道，糟粕出谷道，津液入水道。

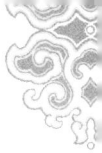

太阳在南回归线冬至一阳来复于少阴肾属于天道之阴阳，卫气生于人之六腑，卫阳夜藏于少阴肾，属于人中之阴阳，这是两个不同的概念，不得混淆。少阴肾水附于太阴脾土之中，故在六经欲解时图中少阴肾水归属于太阴脾土之中。

藏于少阴肾的卫阳，本源在六腑，根本不是少阴肾中自有的"元阳"。郑钦安说："子时一阳发动，起真水上交于心；午时一阴初生，降心火交于肾。一升一降，往来不穷，性命于是乎立。"其实"子时一阳发动"指的是太阳运行到南回归线冬至往北回归线返时的一阳来复，"午时一阴初生"指的是太阳运行到北回归线夏至往南回归线返时的一阴来复，属于太阳南北回归线周而复始的往返运动，属于天道运动，天人相应而已，不属于人体心肾水火，更不属于少阴肾中水火。

以上是卫气行的日周期，卫气行还有月周期。

二、卫气行月周期

《素问·岁露论》说："邪客于风府，病循膂而下，卫气一日一夜，常大会于风府，其明日，日下一节，故其日作晏。此其先客于脊背也。故每至于风府则腠理开，腠理开则邪气入，邪气入则病作，此所以日作尚晏也。卫气之行风府，日下一节，二十一日，下至尾底，二十二日入脊内注入伏冲之脉，其行九日，出于缺盆之中，其气上行，故其病稍益早。其内搏于五脏，横连募原，其道远，其气深，其行迟，不能日作，故次日乃蓄积而作焉。"

卫气下行督脉 21 日，第 22 日"入脊内注入伏冲之脉"上行任脉 9 日，卫气行督脉、任脉 30 日（一个月）。见下图（图 4-2）。

从以上论述可知，卫气是从头行诸经脉，先行于足三阳经，后行于手三阳经，最后行于五脏阴经。故《素问·气府论》说各经脉脉气所发，都开始于头部，而走足手。感受的六淫邪气都是从头胸而入。

《灵枢·卫气》还说卫气出于六腑，而"六腑之气街"，即六腑有四气街，卫气行于"气街"，谓："胸气有街，腹气有街，头气有街，胫气有街。故气在头者，止之于脑。气在胸者，止之膺与背俞。气在腹者，止之背俞与冲脉于脐左右之动脉者。气在胫者，止之于气街与承山、踝上以下。"

这是将卫气从头发下行全身分为四个阶段，头气街、胸气街在横膈膜之

太阳昼行房至毕十四宿	太阳夜得昂至心十四宿
卫气昼行于阳二十五周	卫气夜行于阴二十五周

头部： 上行于头 → 平旦出于目

手部： 天窗　手太阳经　天牖　手少阳经　手阳明经　扶突　｜　阴跷脉　手太阴天府　手心主天池

足部： 天柱　足太阳经　天容　足少阳经　足阳明经　人迎　｜　入足心　注足少阴经　肾脏

右侧：脾经和脾脏 ← 肝经和肝脏 ← 肺经和肺脏 ← 心经和心脏 ← 肾脏

卫气行日周期

卫气行月周期　（中心：风府　天突）

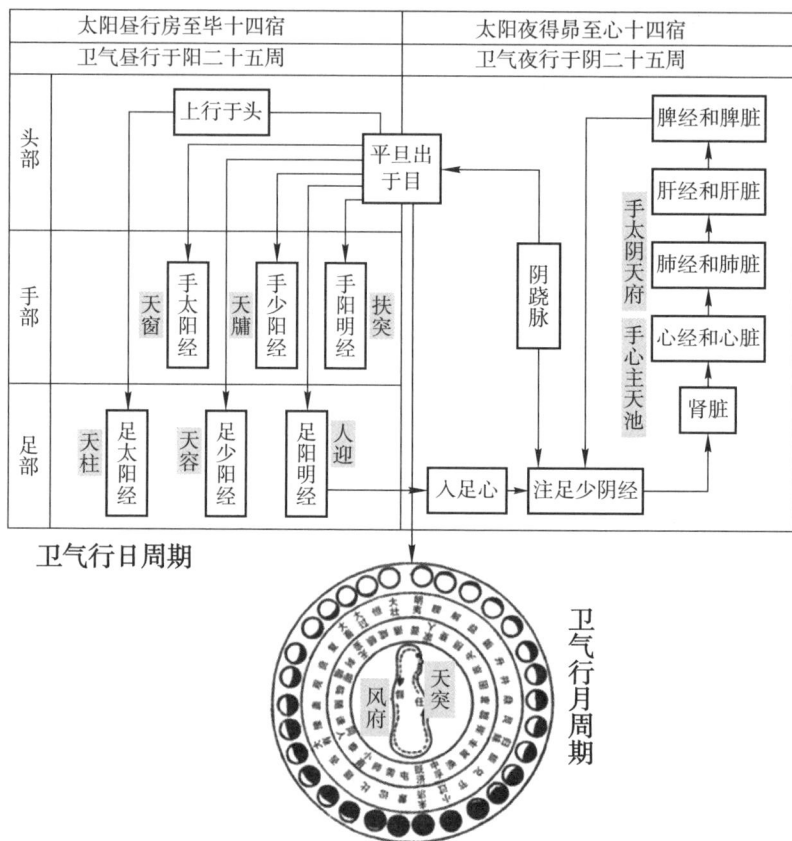

图4-2　卫气行日周期和月周期示意图

上，属于手经；腹气街、胫气街在横膈膜之下，属于足经。即卫气始发于头气街，顺序依次是头气街→胸气街→腹气街→胫气街。

《灵枢·脉度》说：

手之六阳，从手至头……手之六阴，从手至胸中……足之六阳，从足上至头……足之六阴，从足至胸中……跷脉从足至目……

足手阳经走头，这说明头气街主天阳。足手阴经走胸，这说明胸气街主地阴。

卫气行于头及督脉、任脉，神经从头而下行脊柱走全身，说明卫气是主神经系统生理病理的，卫气一日一夜大会于风府，然后日下一节行脊柱，行脊柱必通脊柱神经系统。卫气行气街诸经即行全身神经系统。《素问·气府论》还称卫气行督脉为"脊椎法也"，卫气行任脉为"腹脉法也"。

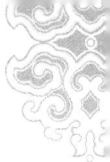

第四节 卫气功能

一、卫气与太阳同步

《素问·疟论》说："卫气者，昼日行于阳，夜行于阴。"《灵枢·卫气行》说："卫气之行……昼日行于阳二十五周，夜行于阴二十五周。"昼夜是太阳运行的日节律，是日地间相互运动形成的，太阳早升夕落，而卫气随太阳以出阳入阴，卫气白天行于阳，在三阳经，夜里行于阴，入五脏，正好与太阳的出入同步，日主自然界的寒热温度，则卫气也主人体的寒热温度，因此说卫气是人体的一轮红日。

太阳主自然界的阳气，卫气是人体的阳气，《素问·生气通天论》说："故阳气者，一日而主外。平旦人气生，日中而阳气隆，日西而阳气已虚，气门乃闭。"《灵枢·卫气行》说："平旦阴尽，阳气出于目，目张则气上行于头。"卫气出入的时间点，就是太阳出入的时间点，所以卫气的运行与太阳同步。《素问·生气通天论》说："天运当以日光明，是故阳因而上，卫外者也。"于是人们常常用"平等并置"的方式以太阳考察卫气的生理病理活动。

《灵枢·胀论》说：

卫气之在身也，常然并脉循分肉，行有逆顺，阴阳相随，乃得天和，五脏更始，四时循序，五谷乃化。

太阳运行而生春夏秋冬有序四时，是为"天和"。人体五脏应四时而能按时更替。太阳和四时化五谷，卫气则和脏腑而调气血。

二、调鬼门，司开阖

卫气补阳卫外而司开阖，如《灵枢·本脏》说："卫气者，所以温分肉，充皮肤，肥腠理，司开阖者也……卫气和则分肉解利，皮肤调柔，腠理致密矣。"《素问·生气通天论》说："阳气者，精则养神，柔则养筋……开阖不得，寒气从之，乃生大偻。"

三、温机体，调寒热

卫气可以补阳，温养皮肤、肌肉、筋膜、腠理，如《灵枢·本脏》说："卫气者，所以温分肉，充皮肤，肥腠理。"

《灵枢·决气》说："上焦开发，宣五谷味，熏肤、充身、泽毛，若雾露之溉。"《素问·调经论》说："阳受气于上焦，以温皮肤分肉之间。"

《灵枢·五味论》说："上焦者，受气而营诸阳者也。"

《灵枢·痈疽》说："上焦出气，以温分肉，而养骨节，通腠理。"

《灵枢·五癃津液别》说："津液各走其道，故上焦出气，以温肌肉，充皮肤，为其津。"卫气即人体的阳气，卫虚则病寒，卫实则病热。

四、卫肌表，防外邪

卫气能"温分肉，充皮肤，肥腠理""温肌肉，充皮肤""温皮肤分肉"，就能卫外固表，以防邪气入侵身体。卫气旺则腠理肥，固表卫外，卫气不足补以大小阳旦汤、玉屏风散等。

五、肥腠理，通三焦

腠理是三焦腑，"肥腠理"就是补三焦使三焦通畅，三焦通则上下、左右、内外全通，身体康泰。

所以卫是卫外防御的意思。营为阴，卫为阳。《素问·生气通天论》说："阴者，藏精而起亟也；阳者，卫外而为固也。"并说："是故阳因而上，卫外者也。"一再强调阳气主要指的是卫气。

第五节　外感邪气

《灵枢·邪气脏腑病形》说："邪之中人也，无有常，中于阴则溜于腑，中于阳则溜于经……中于面则下阳明，中于项则下太阳，中于颊则下少阳，其中于膺背两胁亦中其经。"说明感受外邪先是阳经受邪，从头部三阳而下，治疗首先从上治，故《灵枢·本输》给出的治疗穴位是：

缺盆之中，任脉也，名曰天突。

一次任脉侧之动脉，足阳明也，名曰人迎。

二次脉手阳明也，名曰扶突。

三次脉手太阳也，名曰天窗。

四次脉足少阳也，名曰天容。

五次脉手少阳也，名曰天牖。

六次脉足太阳也，名曰天柱。

七次脉颈中央之脉，督脉也，名曰风府。

腋内动脉，手太阴也，名曰天府。

腋下三寸，手心主也，名曰天池。

《灵枢·寒热病》也有记载："颈侧之动脉人迎。人迎，足阳明也，在婴筋之前。婴筋之后，手阳明也，名曰扶突。次脉，手少阳脉也，名曰天牖。次脉，足太阳也，名曰天柱。腋下动脉，臂太阴也，名曰天府。"并举例说可取天牖五部："阳逆头痛，胸满不得息，取人迎。暴喑气硬，取扶突与舌本出血。暴聋气蒙，耳目不明，取天牖。暴挛痫眩，足不任身，取天柱。暴瘅内逆，肝肺相搏，血溢鼻口，取天府。此为天牖五部。"

这些穴位已经标注在卫气行示意图上。卫气"根""本"于四肢胫臂本部，"结"者邪气所结，感受天之邪气而结头天诸阳经，故治疗用"天"字穴"天牖五部"。

《灵枢·寒热病》还记载气街病的治疗方法：

病始手臂者，先取手阳明、太阴而汗出。

病始头首者，先取项太阳而汗出。

病始足胫者，先取足阳明而汗出。

臂太阴可汗出，足阳明可汗出。故取阴而汗出甚者，止之于阳。取阳而汗出甚者，止之于阴。

头气街病取"足太阳"出汗，胸气街病取"手阳明、太阴"出汗，胫气街病取"足阳明"出汗，发汗以祛邪。

第六节　卫为百病母

卫气失常则病，《灵枢·禁服》说"卫气为百病母"。

《灵枢·大惑论》说："夫卫气者，昼日常行于阳，夜行于阴，故阳气尽则卧，阴气尽则寤。故肠胃大，则卫气行留久，皮肤涩，分肉不解，则行迟；留于阴也久，其气不精，则欲瞑，故多卧矣。其肠胃小，皮肤滑以缓，分肉解利，卫气之留于阳也久，故少卧焉。黄帝曰：其非常经也，卒然多卧者，何气使然？岐伯曰：邪气留于上焦，上焦闭而不通，已食若饮汤，卫气久留于阴而不行，故卒然多卧焉。"

卫气生于六腑肠胃，其容积量与肠胃大小有关系，肠胃大容积量多"则卫气行留久，皮肤涩，分肉不解，则行迟；留于阴也久，其气不精，则欲瞑，故多卧矣"；肠胃小容积量少，卫气行在肠胃留时间短则"皮肤滑以缓，分肉解利，卫气之留于阳也久，故少卧焉"。卫气不足则外感邪气于上焦，"邪气留于上焦，上焦闭而不通，已食若饮汤，卫气久留于阴而不行，故卒然多卧焉"。

《灵枢·卫气失常》说："卫气之留于腹中，蓄积不行，苑蕴不得常所，使人支胁胃中满，喘呼逆息者，何以去之？伯高曰：其气积于胸中者，上取之；积于腹中者，下取之；上下皆满者，傍取之。黄帝曰：取之奈何？伯高对曰：积于上者，泻人迎、天突喉中；积于下者，泻三里与气街；上下皆满者，上下取之，与季胁之下一寸；重者，鸡足取之。诊视其脉大而弦急，及绝不至者，及腹皮急甚者，不可刺也。"

卫气生于六腑腹中，肠胃大，卫气不行则留于腹中，"使人支胁胃中满，喘呼逆息"，治疗"泻三里与气街"，或矢气多腹满减则快然。卫气升于上焦不行则"积于胸中"，治疗"泻人迎、天突喉中"。胸中腹中"上下皆满者，上下取之，与季胁之下一寸；重者，鸡足取之"。

《灵枢·邪客》说："卫气者，出其悍气之慓疾，而先行于四末、分肉、皮肤之间，而不休者也，昼日行于阳，夜行于阴，常从足少阴之分间，行于五脏六腑，今厥气客于五脏六腑则卫气独卫其外，行于阳不得入于阴。行于阳则阳气盛，阳气盛则阳跷满，不得入于阴，阴虚，故目不瞑。黄帝曰：善。治之奈何？伯高曰：补其不足，泻其有余，调其虚实，以通其道，而去其邪。饮以半夏汤一剂，阴阳已通，其卧立至。"

卫气夜行于五脏六腑阴分，如果逆乱厥气客于五脏六腑，卫气不能行于五脏六腑阴分，则"卫气独卫其外，行于阳不得入于阴"，卫气"行于阳则阳气盛，阳气盛则阳跷满，不得入于阴，阴虚，故目不瞑"。治疗方法是"补其不足，泻其有余，调其虚实，以通其道，而去其邪。饮以半夏汤一剂，阴阳已通，其卧立至……此所谓决渎壅塞，经络大通，阴阳和得者也……其汤方，以流水千里以外者八升，扬之万遍，取其清五升，煮之，炊以苇薪火，沸置秫米一升，治半夏五合，徐炊，令竭为一升半，去其滓，饮汁一小杯，日三稍益，以知为度，故其病新发者，复杯则卧，汗出则已矣，久者，三饮而已也"。卫气盛于外"汗出"泻之，阴虚用秫米长流水补之，辛温半夏"决渎壅塞"五脏六腑逆乱之邪气。

以上是从卫气生于六腑本源阐述卫气病，从根本上阐述"卫气为百病母"。

第七节　结　语

卫气生于六腑，为水谷剽悍之气，为人体之阳气，卫阳卫外而固表。六腑下合于胫，上肢前臂同于胫，而四肢胫臂主于脾胃土，故胫臂为卫气来源之"本""根"，故称肘膝以下的五输穴为"本输"。六腑属于下焦，故曰"卫气出于下焦"。

卫气昼行于阳二十五度，夜行于阴二十五度。卫气行阴二十五度，尽从足少阴出，通过阴跷脉上行，在平旦出于目内眦，行于阳二十五度，昼尽从目锐眦下行，通过阳跷脉下行入足少阴再行于阴。卫气阴阳出入的通道是阴阳跷脉。于此才能明白目为命门的重要性，目是光照之所，神光之处，生命之门，故曰命门。卫气出于目，在平旦从头散行于诸阳经脉，行阳二十五度，故曰"卫气出于上焦"。卫气昼尽入足少阴行于阴。这是卫气日周期之行，还有卫气于督脉、任脉月周期之行。卫气日周期从头下行过程有头气街、胸气街、腹气街、胫气街之分。

卫气从头行督脉、任脉及头气街、胸气街、腹气街、胫气街四气街，显然是主神经系统。

卫阳之气"阳予之正"，是人体正气，"正存于内，邪不可干"，卫阳不足不能卫外，而首先三阳经受邪，可用天牖五部诸穴治疗。卫阳不足而受邪，故曰"卫为百病母"。扶正找肘膝以下"根""本"穴，祛邪首先找天牖五部穴。

第五章

阳气的病理

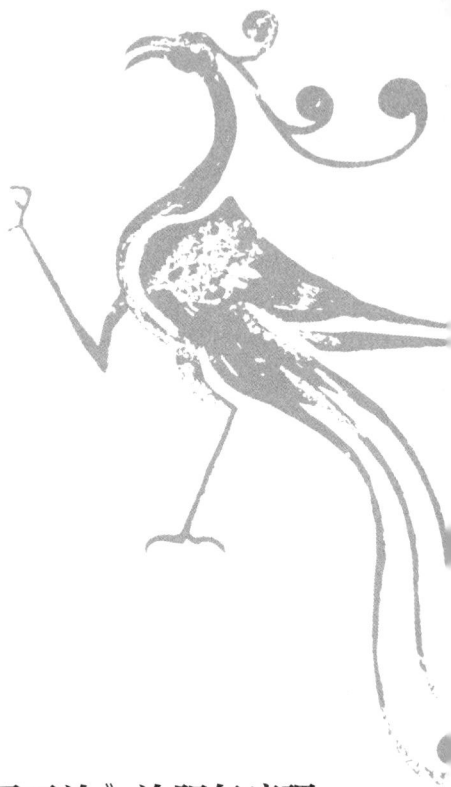

第一节 《素问·生气通天论》论阳气病理

一、外感伤阳

苍天之气，清净则志意治，顺之则阳气固，虽有贼邪，弗能害也，此因时之序。故圣人传精神，服天气，而通神明。失之则内闭九窍，外壅肌肉，卫气散解，此谓自伤，气之削也。

阳气是顺时护卫体表的，若卫阳之气伤则外邪容易侵犯人身。《素问·阴阳应象大论》说："故天之邪气，感则害人五脏。"《素问·生气通天论》说："阳不胜其阴，则五脏气争，九窍不通。"阳伤则阴盛，五脏为阴，邪气与五脏阴搏则九窍不通。

因于寒，欲如运枢，起居如惊，神气乃浮。

因于暑，汗，烦则喘喝，静则多言，体若燔炭，汗出而散。

因于湿，首如裹，湿热不攘，大筋緛短，小筋弛长，緛短为拘，弛长为痿。

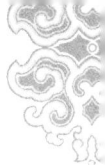

因于气，为肿，四维相代，阳气乃竭。

阳气者，精则养神，柔则养筋。开阖不得，寒气从之，乃生大偻。陷脉为瘘，留连肉腠。俞气化薄，传为善畏，及为惊骇。营气不从，逆于肉理，乃生痈肿。魄汗未尽，形弱而气烁，穴俞以闭，发为风疟。故风者，百病之始也，清静则肉腠闭拒，虽有大风苛毒，弗之能害，此因时之序也。故病久则传化，上下不并，良医弗为。故阳蓄积病死，而阳气当隔，隔者当泻，不亟正治，粗乃败之。

外邪寒湿暑都可以伤人，都各有特性，症状表现不一。

"阳气者，精则养神，柔则养筋。开阖不得，寒气从之，乃生大偻。陷脉为瘘，留连肉腠。俞气化薄，传为善畏，及为惊骇。营气不从，逆于肉理，乃生痈肿。魄汗未尽，形弱而气烁，穴俞以闭，发为风疟。"

阳虚不能腐熟水谷化生精微，营卫俱伤，可导致神、筋、经脉、脏腑等多种疾病。阳虚则寒气从之，会发生背脊弯曲不能直立之病，或生疮瘘。心神不足则畏惧。《素问·金匮真言论》说肝"病发惊骇"，《素问·阴阳类论》说"三阳一阴，太阳脉胜，一阴不能止，内乱五脏，外为惊骇"，三阳即太阳，太阳脉胜即寒气胜；一阴是厥阴肝，肝主生阳，今厥阴肝不能生升阳气以抗御寒气，则内乱五脏，外发惊骇，这是太极阳仪——肝心春夏系统的疾病。

所谓"气"，肺主天气主气。《素问·五脏别论》说："夫胃、大肠、小肠、三焦、膀胱，此五者，天气之所生也。"四维指四肢，属脾土。《素问·至真要大论》说："寒、暑、温、凉盛衰之用，其在四维，彼春之暖，为夏之暑；彼秋之忿，为冬之怒。谨按四维，斥候皆归。""四维相代"，就是"四时之气，更伤五脏"之意。脾主四时。"邪害空窍，阳气者闭塞"，即言阳气受伤。

诸阳之本四肢病了，是脾胃阳气虚衰。阳气在"胃脘"也。《素问·示从容论》说："夫伤肺者，脾气不守，胃气不清，经气不为使，真脏坏决，经脉傍绝，五脏漏泄，不衄则呕。"

参考后文"春伤于风……夏伤于暑……秋伤于湿……冬伤于寒……四时之气，更伤五脏"之言，此处四个"因于"当是指四时之邪气。

为什么说"风者，百病之始……此四时之序也"？因为春位四时之首，肝木为生气之源，春不生则夏不长、秋不收、冬不藏，故曰风为"百病之始"。

二、烦劳伤阳

阳气者，烦劳则张，精绝，辟积于夏，使人煎厥。目盲不可以视，耳闭不可以听，溃溃乎若坏都，汩汩乎不可止。

烦劳必伤人阳气，阳伤则阳不生阴不长，而阴火生，阴火沸腾于血分，故"使人煎厥"。心开窍于耳目，故目盲耳闭。肾虚遗精，故"溃溃乎若坏都，汩汩乎不可止"。

烦劳情志伤阳，阳不生阴不长，天癸不至，故精绝。烦劳，不仅是形体的烦劳，还包括脑力的烦劳。目盲、耳闭，都是脾胃病而阳不生阴不长导致阴火所致。

三、情志伤阳

阳气者，大怒则形气绝，而血菀于上，使人薄厥。有伤于筋，纵，其若不容，汗出偏沮，使人偏枯。汗出见湿，乃生痤疿。高粱之变，足生大丁，受如持虚。劳汗当风，寒薄为皶，郁乃痤。

大怒伤肝，生气不能周流全身，故"形气绝"。怒发冲冠，于是气逆血瘀于上。薄，训急。厥，训昏厥。薄厥，突然昏厥的意思。"阳气者，精则养神，柔则养筋"，阳气伤，既伤神，也伤筋。容，训用，《释名》释姿容："容，用也。"筋伤弛缓不用。阳虚寒湿薄则郁火起，而发皶、痤、疿。

以上皆是论述阳气受伤所得的多种病症，阳气受伤有外因逆四时之六气，内因之烦劳情志。阳气伤，外失固护而邪犯躯体，内失气化而营卫气血失养，营卫行涩经脉不通，脏腑失养而弱，水饮停蓄旱涝不均。因"阳不胜其阴"，会导致"五脏气争，九窍不通"。疾病有神浮、喘喝、发热、痿、肿、煎厥、薄厥、半身不遂、疔疮、痤疮、斑疹、曲背、瘰漏、痔漏、恐惧、惊骇、痈肿、风疟等。这类疾病不能单纯用清热解毒药治疗，必须考虑到阳虚寒盛是根本。

又谓："春伤于风，邪气留连，乃为洞泄。夏伤于暑，秋为痎疟。秋伤于湿，上逆而咳，发为痿厥。冬伤于寒，春必温病。四时之气，更伤五脏。"这应该和《素问·阴阳应象大论》"冬伤于寒，春必温病，春伤于风，夏生飧泄，夏伤于暑，秋必痎疟；秋伤于湿，冬生咳嗽"及《素问·四气调神大论》所说"春三月……逆之则伤肝，夏为寒变，奉长者少；夏三月……逆之则伤心，秋为痎疟，奉收者少，冬至重病；秋三月……逆之则伤肺，冬为飧泄，奉藏者少；冬三月……逆之则伤肾，春为痿厥，奉生者少"及"逆春气则少阳不生，肝气内变；逆夏气则太阳不长，心气内洞；逆秋气则太阴不收，肺气焦满；逆冬气则少阴不藏，肾气独沉"。

结合起来看。风、暑、湿、寒乃四时正气，"春伤于风"则"逆春气"而伤肝，"夏伤于暑"则"逆夏气"而伤心，"秋伤于湿"则"逆秋气"而伤肺，"冬伤于寒"则"逆冬气"而伤肾，故曰"四时之气，更伤五脏"。五脏伤后，并涉及所生脏腑发病。

另外，《灵枢·论疾诊尺》说："冬伤于寒，春生病热；春伤于风，夏生飧泄肠澼，夏伤于暑，秋生痎疟；秋伤于湿，冬生咳嗽。是谓四时之序也。""四时之变，寒暑之胜，重阴必阳，重阳必阴；故阴主寒，阳主热，故寒甚则热，热甚则寒，故曰寒生热，热生寒，此阴阳之变也。"

关于"冬伤于寒，春必温病"（《素问·阴阳应象大论》同），《灵枢·论疾诊尺》作"冬伤于寒，春生病热"，后人曾发展成"伏气温病"说。

第二节 《素问·六元正纪大论》论少阳相火阳气病理

少阳司天之政，气化运行先天，天气正，地气扰，风乃暴举，木偃沙飞，炎火乃流，阴行阳化，雨乃时应，火木同德，上应荧惑岁星。其谷丹苍，其政严，其令扰，故风热参布，云物沸腾，太阴横流，寒乃时至，凉雨并起。民病寒中，外发疮疡，内为泄满。故圣人遇之，和而不争。往复之作，民病寒热疟泄，聋瞑呕吐，上怫、肿、色变……

三之气，天政布，炎暑至，少阳临上，雨乃涯。民病热中，聋瞑血溢，脓疮咳呕、衄衊、渴、嚏欠、喉痹、目赤，善暴死。

此乃少阳三焦相火司天太过为病，少阳司天则厥阴风木在泉，故云"炎火乃流……木火同德""风乃暴举，木偃沙飞"。少阳相火气化太阴雨湿，故"风热参布，云物沸腾，太阴横流，寒乃时至，凉雨并起。民病寒中，外发疮疡，内为泄满"。风火炎上暴暑发，时有暴雨，风火必克肺金，故"民病热中，聋瞑血溢，脓疮咳呕、衄衊、渴、嚏欠、喉痹、目赤，善暴死"。"热中"即中热、中暑。

《素问·至真要大论》说：

少阳司天，其化以火。

少阳司天，火淫所胜，则温气流行，金政不平。民病头痛发热恶寒而疟，热上皮肤痛，色变黄赤，传而为水，身面胕肿，腹满仰息，泄注赤白，疮疡咳唾血，烦心胸中热甚则鼽衄，病本于肺。天府绝，死不治。

少阳司天，客胜则丹胗外发，及为丹熛疮疡，呕逆喉痹，头痛嗌肿，耳聋血溢，内为瘛疭；主胜则胸满咳仰息，甚而有血，手热。

少阳司天为火化，在泉为苦化，司气为丹化，间气为明化。

风火必克肺金，少阳阳明合病并病，"病本于肺"。

从五运阳气说，《素问·气交变大论》说：

岁火太过，炎暑流行，肺金受邪，民病疟，少气咳喘，血溢血泄注下，嗌燥耳聋，中热肩背热，上应荧惑星。甚则胸中痛，胁支满胁痛，膺背肩胛间痛，两臂内痛，身热骨痛而为浸淫。收气不行，长气独明，雨水霜寒，上应辰星，上临少阴少阳，火燔焫，冰泉涸，物焦槁，病反谵妄狂越，咳喘息鸣，下甚血泄不已，太渊绝者死不治，上应荧惑星。

岁火不及，寒乃大行，长政不用，物荣而下，凝惨而甚，则阳气不化，乃折荣美，上应辰星，民病胸中痛，胁支满，两胁痛，膺背肩胛间及两臂内痛，郁冒朦昧，心痛暴喑，胸腹大，胁下与腰背相引而痛，甚则屈不能伸，髋髀如别，上应荧惑、辰星，其谷丹。复则埃郁，大雨且至，黑气乃辱，病鹜溏腹满，食饮不下，寒中肠鸣，泄注腹痛，暴挛痿痹，足不任身，上应镇星、辰星，玄谷不成。

岁火有太过者，乃阳火太过，可见太阳阳明合病并病或少阳阳明合病并病。

岁火有不及者，乃火不及，乃阳火不及，阳不生阴不长，多阴火病。

第三节　阳病即是风病

《素问·阴阳应象大论》说："阳之气，以天地之疾风名之。"《素问·太阴阳明论》说："阳受之则入六腑……阳受风气。"可知阳病就是风病。风为百病之始，卫为百病之母。

风有哪些特点?

1.风为六淫之首。

2.风为百病之长。

3.风邪善行数变,风之为病,无处不到。

4.风邪多入孔窍。

5.风邪郁闭气机,风邪内陷。

6."风气通于肝",风病即肝病。

《素问·六微旨大论》说:"帝曰:其升降何如? 岐伯曰:气之升降,天地之更用也。帝曰:愿闻其用何如? 岐伯曰:升已而降,降者谓天;降已而升,升者谓地。天气下降,气流于地;地气上升,气腾于天。故高下相召,升降相因,而变作矣……变则邪气居之。帝曰:何谓邪乎? 岐伯曰:夫物之生从于化,物之极由乎变,变化之相薄,成败之所由也。故气有往复,用有迟速,四者之有,而化而变,风之来也。帝曰:迟速往复,风所由生,而化而变,故因盛衰之变耳。"

阳升阴降,阳不升阴不降,迟速往复,则风生,所以有自然界外风,人体亦有内风。

《易纬·乾坤凿度》谓:

立乾、坤、巽、艮四门。

乾为天门,万灵朝会,众生成,其势高远,重三三而九。《万形经》曰:天门辟元气,《易经》始于乾也。

巽为风门,亦为地户。圣人曰:乾坤成气,风行。天地运动,由风气成也。上阳下阴,顺体入也,能入万物,成万物,扶天地生散万物,风以性者。圣人居天地之间,性禀阴阳之道,风为性体,因风正圣人性焉。《万形经》曰:二阳一阴,无形道也,风之发,由地出处,故曰地户。户者,牖也,户通天地之元气,天地不通,万物不蓄。

乙巳占:易曰,巽为风。巽卦曰:重巽以申命,又云:挠万物者莫疾乎风,风以散之。《诗序》曰:风,讽也、教也,风以动之,教以化之。然则风者,是天地之号令阴阳之所使,发示休咎动彰神教者也。

古有九宫八风、候风地动仪、风角之术、国风、民风、采风、风俗、风水等与风有关词汇,中医谓"风为百病之长"。《黄帝内经》的九宫八风篇中便融入了"大弱，谋风，刚风，折风，大刚，凶风，婴儿，弱风"八风。

《素问·风论》说：

风之伤人也，或为寒热，或为热中，或为寒中，或为疠风，或为偏枯，或为风也，其病各异，其名不同，或内至五脏六腑，不知其解，愿闻其说……

风气藏于皮肤之间，内不得通，外不得泄，风者善行而数变，腠理开则洒然寒，闭则热而闷，其寒也则衰食饮，其热也则消肌肉，故使人怢栗而不能食，名曰寒热。

风气与阳明入胃，循脉而上至目内眦，其人肥则风气不得外泄，则为热中而目黄；人瘦则外泄而寒，则为寒中而泣出。

风气与太阳俱入，行诸脉俞，散于分肉之间，与卫气相干，其道不利，故使肌肉膹膜而有疡，卫气有所凝而不行，故其肉有不仁也。

疠者有荣气热胕，其气不清，故使其鼻柱坏而色败，皮肤疡溃，风寒客于脉而不去，名曰疠风，或名曰寒热。

以春甲乙伤于风者为肝风。

以夏丙丁伤于风者为心风。

以季夏戊己伤于邪者为脾风。

以秋庚辛中于邪者为肺风。

以冬壬癸中于邪者为肾风。

风中五脏六腑之俞，亦为脏腑之风，各入其门户所中，则为偏风。

风气循风府而上，则为脑风。风入系头，则为目风，眼寒。

饮酒中风，则为漏风。

入房汗出中风，则为内风。

新沐中风，则为首风。

久风入中，则为肠风，飧泄。

外在腠理，则为泄风。

故风者百病之长也，至其变化，乃为他病也，无常方，然致有风气也。

帝曰：五脏风之形状不同者何？愿闻其诊及其病能。岐伯曰：

肺风之状，多汗恶风，色皏然白，时咳短气，昼日则瘥，暮则甚，诊在眉上，其色白。

心风之状，多汗恶风，焦绝善怒吓，赤色，病甚则言不可快，诊在口，

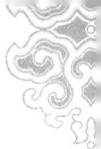

其色赤。

肝风之状，多汗恶风，善悲，色微苍，嗌干善怒，时憎女子，诊在目下，其色青。

脾风之状，多汗恶风，身体怠堕，四肢不欲动，色薄微黄，不嗜食，诊在鼻上，其色黄。

肾风之状，多汗恶风，面庞然浮肿，脊痛不能正立，其色炲，隐曲不利，诊在肌上，其色黑。

胃风之状，颈多汗恶风，食饮不下，鬲塞不通，腹善满，失衣则膜胀，食寒则泄，诊形瘦而腹大。

首风之状，头面多汗恶风，当先风一日，则病甚，头痛不可以出内，至其风日，则病少愈。

漏风之状，或多汗，常不可单衣，食则汗出，甚则身汗，喘息恶风，衣常濡，口干善渴，不能劳事。

泄风之状，多汗，汗出泄衣上，口中干，上渍其风，不能劳事，身体尽痛则寒。

《灵枢·九宫八风》说：

风从其所居之乡来为实风，主生长养万物；从其冲后来为虚风，伤人者也，主杀，主害者。谨候虚风而避之，故圣人日避虚邪之道，如避矢石然，邪弗能害，此之谓也。

是故太一入徙立于中宫，乃朝八风，以占吉凶也。

风从南方来，名曰大弱风，其伤人也，内舍于心，外在于脉，其气主为热。

风从西南方来，名曰谋风，其伤人也，内舍于脾，外在于肌，其气主为弱。

风从西方来，名曰刚风，其伤人也，内舍于肺，外在于皮肤，其气主为燥。

风从西北方来，名曰折风，其伤人也，内舍于小肠，外在于手太阳脉，脉绝则溢，脉闭则结不通，善暴死。

风从北方来，名曰大刚风，其伤人也，内舍于肾，外在于骨与肩背之膂筋，其气主为寒也。

风从东北方来，名曰凶风，其伤人也，内舍于大肠，外在于两胁腋骨下及肢节。

风从东方来，名曰婴儿风，其伤人也，内舍于肝，外在于筋纽，其气主为身湿。

风从东南方来，名曰弱风，其伤人也，内舍于胃，外在肌肉，其气主体重。

此八风皆从其虚之乡来，乃能病人，三虚相抟，则为暴病卒死。两实一虚，病则为淋露寒热。犯其雨湿之地，则为痿。故圣人避风，如避矢石焉。其有三虚而偏中于邪风，则为击仆偏枯矣。

《灵枢·九针论》说：

风者，人之股肱八节也。八正之虚风，八风伤人，内舍于骨解腰脊节腠理之间，为深痹也。

《金匮要略·肺痿肺痈咳嗽上气病脉证治》说：

寸口脉微而数，微则为风，数则为热；微则汗出，数则恶寒。风中于卫，呼气不入；热过于荣，吸而不出。风伤皮毛，热伤血脉。风舍于肺，其人则咳，口干喘满，咽燥不渴，时唾浊沫，时时振寒。热之所过，血为之凝滞，蓄结痈脓，吐如米粥。始萌可救，脓成则死。

2022年六之气，主气是太阳寒水，客气是厥阴风木，所以2022年六之气的新冠疫病就是太阳厥阴病，《伤寒论·伤寒例》称作"冬温"，治疗太阳寒水要用辛温解表的麻黄汤、桂枝汤等，治疗厥阴风木要用辛凉清风热的白虎汤、竹叶石膏汤、银翘散等，并因地区、个体人体质差异随症状加减，首服喝粥发汗治疗无不愈者。否则，不发汗，风热入肺，且脾胃阳虚者，多死亡。

一、风为外邪

《灵枢·刺节真邪》说：

黄帝曰：余闻气者，有真气，有正气，有邪气，何谓真气？岐伯曰：真气者，所受于天，与谷气并而充身者也。

正气者，正风也，从一方来，非虚风也。

邪气者，虚风也，虚风之贼伤人也，其中人也深，不能自去。

正风者，其中人也浅，合而自去，其气来柔弱，不能胜真气，故自去。

虚邪之中人也，洒淅动形，起毫毛而发腠理。其入深，内抟于骨，则为骨痹。抟于筋，则为筋挛。抟于脉中，则为血闭不通，则为痈。抟于肉，与卫气相抟，阳胜者则为热，阴胜者则为寒，寒则真气去，去则虚，虚则寒。抟于皮肤之间，其气外发，腠理开，毫毛摇，气往来行，则为痒。留而不去，则痹。

卫气不行，则为不仁。

虚邪偏客于身半，其入深，内居荣卫，荣卫稍衰，则真气去，邪气独留。发为偏枯。其邪气浅者，脉偏痛。

虚邪之入于身也深，寒与热相抟，久留而内著，寒胜其热，则骨疼肉枯，热胜其寒，则烂肉腐肌为脓，内伤骨，内伤骨为骨蚀。

《素问·八正神明论》说：

虚邪者，八正之虚邪气也。

经文明明白白说，"正气""邪气"都是外来的"风"，"正风"是"风从其所居之乡来为实风，主生长养万物"，属于一方"正气"。"虚风"是"从其冲后来为虚风，伤人者也，主杀，主害者"，属于一方"虚邪"。"虚邪"侵犯少阳腠理，则运行于太虚腠理的经脉、血脉、水道、筋骨、营卫之气都会发病。

二、风根

《素问·奇病论》说："帝曰：人有身体髀、股、胻皆肿，环脐而痛，是为何病？岐伯曰：病名曰伏梁，此风根也。其气溢于大肠，而着于肓，肓之原在脐下，故环脐而痛也。不可动之，动之为水溺涩之病也。"小肠附脐，脐下环脐痛，小肠与水道有关，所以小肠、三焦阳气不足，伏梁与小肠病、膏肓病（《灵枢·九针十二原》）有关。王冰注"人有身体髀、股、胻皆肿，环脐而痛"，与冲脉循行有关。

《素问·腹中论》说："帝曰：病有少腹盛，上下左右皆有根，此为何病？可治不？岐伯曰：病名曰伏梁。帝曰：伏梁何因而得之？岐伯曰：裹大脓血，居肠胃之外，不可治，治之，每切，按之致死。帝曰：何以然？岐伯曰：此下则因阴，必下脓血，上则迫胃脘，生膈，侠胃脘内痈，此久病也，难治。居脐上为逆，居脐下为从，勿动亟夺。帝曰：人有身体髀、股、胻皆肿，环脐而痛，是为何病？岐伯曰：病名伏梁，此风根也。其气溢于大肠而着于肓，肓之原在脐下，故环脐而痛也。不可动之，动之为水溺涩之病。"笔者认为其与肺、大肠有关。

《素问·脏气法时论》说："肺病者，喘咳逆气，肩背痛，汗出，尻、阴、股、膝、髀、腨、胻、足皆痛，虚则少气不能报息，耳聋嗌干，取其经太阴足太阳之外、厥阴内血者。"

《素问·脉要精微论》说："诊得心脉而急……少腹当有形也……心为牡脏，小肠为之使，故曰少腹当有形也。"小肠与心相表里，故《灵枢·邪气脏腑病形》说："心脉……微缓为伏梁，在心下，上下行，时唾血。"

《灵枢·经筋》说："手少阴之筋……结于胸中，循贲，下系于脐，其病内急，心承伏梁……其成伏梁，唾血脓者，死不治，名曰季冬痹也。"

《难经·五十六难》说："心之积，名曰伏梁，起脐上，大如臂，上至心下，久不愈，令人病烦心。以秋庚辛日得之。"心积，心阳不足也。于此可知伏梁指腹中的积聚、肿块，包括心积伏梁、风根伏梁、脓血伏梁，病机在厥阴，其不从中气少阳生发，导致心阳不升，心阳不升，肺阴不降，则生风矣，故云"风根"，乃大肠、小肠病矣。

《灵枢·四时气》说："腹中常鸣，气上冲胸，喘不能久立（田按：大肠与肺相表里），邪在大肠，刺肓之原、巨虚上廉、三里。小腹控睾，引腰脊，上冲心（田按：小肠与心相表里），邪在小肠者，连睾系，属于脊，贯肝肺，络心系（田按：小肠门静脉系统，血脉系统）。气盛则厥逆，上冲肠胃，熏肝，散于肓，结于脐（田按：肠道系统）。故取之肓原以散之，刺太阴以予之，取厥阴以下之，取巨虚下廉以去之，按其所过之经以调之。"

《扁鹊镜经》说："手太阳主液（小肠），手厥阴主脉（心包络）。津液和调，变化而赤为血。脉者，血之府也。血行脉中者顺，溢于脉外者逆也。"

综合以上论述可知，伏梁、风根病与横膈膜之上下心、肺、大肠、小肠、膏肓有关系，与冲脉为十二经之海不无关系。

伏梁，杨上善注："伏梁之病，大如人臂，从脐上至于心，伏在心下，下至于脐，如彼桥梁，故曰伏梁。"张介宾《类经·疾病·伏梁》注："伏，藏伏也。梁，强梁坚硬之谓。"可知梁有二义：一是桥梁，二是强硬。《说文解字》说："梁，水桥也。"清代段玉裁注："若《尔雅》'堤谓之梁'，毛传'石绝水曰梁'，谓所以偃（堰，挡水的堤坝；筑堰堵塞）塞取鱼者，亦取互于水中之义为梁。凡毛诗'造舟为梁'外，多言鱼梁。"故梁本鱼梁之义，即鱼坝；一有鱼坝之义，二有桥梁之义，功能是既能将水隔离，又能沟通水岸两侧，实为作用于少阳三焦腑腠理水道也，腠理有水道、有渚渎，多伏梁病，伏梁即是腠理病。

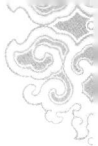

肝可病风，肝阳不升，肝血不藏，故人们常说"治风先治血，血行风自灭"，其实治肝风当是先升肝阳，肝阳升血自旺，肝藏血而风息。《金匮要略·中风历节病脉证并治》说："夫风之为病，当半身不遂，或但臂不遂者，此为痹。脉微而数，中风使然。"侯氏黑散治大风、薯蓣丸治诸风，就属于此类方剂。

《素问·风论》说："黄帝问曰：风之伤人也，或为寒热，或为热中，或为寒中，或为疠风，或为偏枯，或为风也，其病各异，其名不同，或内至五脏六腑，不知其解，愿闻其说。岐伯对曰：风气藏于皮肤之间，内不得通，外不得泄，风者善行而数变，腠理开则洒然寒，闭则热而闷，其寒也则衰食饮，其热也则消肌肉，故使人怢栗而不能食，名曰寒热……久风入中，则为肠风，飧泄……风气与阳明入胃，循脉而上至目内眦，其人肥则风气不得外泄，则为热中而目黄；人瘦则外泄而寒，则为寒中而泣出……胃风之状，颈多汗恶风，食饮不下，鬲塞不通，腹善满，失衣则胀，食寒则泄，诊形瘦而腹大。""风根""伏梁"在胃、大肠、小肠、心、肺。由于风善行数变，患者感觉疼痛痒会此起彼伏，到处窜，不固定。

"伏梁"必致小肠壅，小肠壅，一可导致大便不通（如桃核承气汤证类），二可导致血结胸证（如海蛤散证），三可用鳖甲煎丸、大黄䗪虫丸等，《素问·脏气法时论》说："心欲耎，急食咸以耎之，用咸补之，甘泻之。"咸能软坚，海蛤散、鳖甲煎丸、大黄䗪虫丸都是咸味方药，以治癥瘕、积聚，如伏梁、风根，吴昆《素问吴注》、张介宾《类经十四卷·疾病类二十四》、张志聪《素问集注》、森立之《素问考注》等将"心欲耎"解释为心火亢盛，不对。海蛤散用海蛤粉、芒硝乃因"急食咸以耎之，用咸补之"，用滑石、甘草乃因"甘泻之"也。

三、风病的病机是阴阳升降往复迟速失调

《黄帝内经》认为，风产生于阴阳升降迟速往复，这是导致脏腑功能紊乱、气血津液失调的主要病机，故李东垣说："夫胃病其脉缓，脾病其脉迟，且其人当脐有动气，按之牢若痛。若火乘土位，其脉洪缓，更有身热心中不便之证。此阳气衰弱，不能生发，不当于五脏中用药法治之，当从《素问·脏气法时论》中升降浮沉补泻法用药耳。""大抵脾胃虚弱，阳气不能生长，是春夏之

令不行，五脏之气不生。脾病则下流乘肾，土克水，则骨乏无力，是为骨蚀，令人骨髓空虚，足不能履地，是阴气重叠，此阴盛阳虚之证。大法云，汗之则愈，下之则死。若用辛甘之药滋胃，当升当浮，使生长之气旺。言其汗者，非正发汗也，为助阳也。"

所以李东垣临床善用风药不是祛风，而是调理脏腑的升降浮沉病机，通过调理脏腑的升降浮沉而调理失常的气血津液。现在人们只知道脏腑辨证，不知道李东垣的升降浮沉脏腑辨证法，也就不会用李东垣擅长的风药了。

风生于阴阳升降迟速往复，经曰"左右者，阴阳之道路，金木者，生成之终始也"，左升肝木用辛甘温风药，右降肺金用辛甘凉风药，所以风药味辛、甘或兼苦、咸，性温或凉，多归肝、肺、心、脾经，具有升散、透发、窜动之性。《素问·阴阳应象大论》说："气厚者为阳……气薄则发泄……"《素问·至真要大论》说："甘淡渗泄为阳。"辛味风药不只是升阳发散，更重要的是"辛以润之，开腠理，致津液，通气也"（《素问·脏气法时论》）的开通性、窜动性，而调理气血津液，即开通少阳三焦腠理的气道、水道、血道、经络道，而长有天命。

在风药应用中，人们只注意"风胜湿"的一面，没有看到风性阳生阴长的一面，风药升发布散湿气的一面，《灵枢·九宫八风》就记载左肝主"湿"的生理功能，若春生少阳之气不升则阴不长而燥。

头为人体至高之处，凡欲药力之上达，必藉轻疏上扬之味，则非风药莫属。"凡头痛皆以风药治之者，总其大体而言之也。高颠之上，唯风可到，故味之薄者，阴中之阳，乃自地升天者也。"风药其味多辛，其性主散，辛散轻扬，性主上浮，既可疏散高颠之邪，疏通气血、经脉而善治头痛；又能协诸药以上升，发挥引经药的作用。

头痛门方中，或多或少均有风药加入其中，常用者如川芎、羌活、柴胡、防风、细辛、蔓荆子、薄荷、藁本、升麻、白芷、荆芥穗、天麻等。诸药多是辛温香燥之品，同时以苦寒，如黄连、黄芩、黄柏，以治心火，若欲其上升则以酒炒用，如川芎散、清上泻火汤；或制以甘寒，药如生石膏、生地黄，方如碧云散、安神汤；或制以凉润，风药走散，易伤阴津，若热盛者用风药时，则多制以甘凉、甘寒，以寒制热，以润滋燥，如羌活汤之瓜蒌根，川芎散、安神汤之生地黄、知母等；或甘以缓之，常用生甘草，或生、炙甘草并用，以缓诸

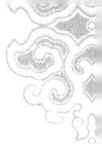

风药走窜升散之烈性。

第四节　肝、心、脾阳虚

胃脘少阳阳气不足则肝、心、脾阳虚。

《素问·太阴阳明论》说："四肢皆禀气于胃，而不得至经，必因于脾，乃得禀也。今脾病不能为胃行其津液，四肢不得禀水谷气，气日以衰，脉道不利，筋骨肌肉，皆无气以生，故不用焉。"

《灵枢·本神》说："脾气虚则四肢不用，五脏不安，实则腹胀，经溲不利。"此乃脾阳虚。

《素问·经脉别论》说："饮入于胃，游溢精气，上输于脾。脾气散精，上归于肺，通调水道，下输膀胱。水精四布，五经并行，合于四时五脏阴阳，揆度以为常也。"

脾不能为胃运行津液则水饮停于心下而为痰饮。故《金匮要略·痰饮咳嗽病脉证并治》说："病痰饮者，当以温药和之。"心下痰饮多在肠胃，故"苓桂术甘汤主之""心下有支饮故也，小半夏汤主之""卒呕吐，心下痞，膈间有水，眩悸者，小半夏加茯苓汤主之"。并根据痰饮量的多少及病位的变化选用肾气丸、甘遂半夏汤、十枣汤、泽泻汤、厚朴大黄汤、葶苈大枣泻肺汤、己椒苈黄丸、五苓散、木防己汤等。

《素问·逆调论》说肝一阳、心二阳，肝、心阳气不足则用大小青龙汤。胃脘阳气不足，心脾阳虚，心募穴在心下巨阙穴，肝的募穴在期门，胆的募穴的日月，脾的募穴在章门，故水气、痰饮多停心下、胁肋。《伤寒论》小青龙汤条称"心下有水气"。

《素问·阴阳别论》说："三阳三阴发病，为偏枯痿易，四肢不举……结阳者，肿四肢。"《素问·玉机真脏论》说："夫子言脾为孤脏，中央土以灌四傍……太过则令人四肢不举，其不及则令人九窍不通，名曰重强。"

《金匮要略·痰饮咳嗽病脉证并治》将其分为四饮，"其人素盛今瘦，水走肠间，沥沥有声，谓之痰饮（上纪"胃脘"阳虚，少阳相火衰；下纪关元阳虚，小肠君火衰，肠道阳衰则水饮在肠胃）；饮后水流在胁下，咳唾引痛，谓之悬饮（肝胆阳虚，水饮在胁肋）；饮水流行，归于四肢，当汗出而不汗出，身体疼痛重，谓之溢饮（脾主四肢，脾阳虚，水饮在四肢）；咳逆倚息、短气不得卧，其形如肿，谓之支饮（脾阳虚，水饮在肋下章门）"，四饮与五脏有关系，谓"水在心，心下坚筑，短气，恶水不欲饮。水在肺，吐涎沫，欲饮水。水在脾，少气身重。水在肝，胁下支满，嚏而痛。水在肾，心下悸"。

因为背为阳，故"夫心下有留饮，其人背寒冷如手大"。《金匮要略·水气病脉证并治》说"心水者，其身重而少气，不得卧，烦而躁，其人阴肿；肝水者，其腹大，不能自转侧，胁下腹痛，时时津液微生，小便续通；肺水者，其身肿，小便难，时时鹜溏；脾水者，其腹大，四肢苦重，津液不生，但苦少气，小便难；肾水者，其腹大，脐肿，腰痛，不得溺，阴下湿如牛鼻上汗，其足逆冷，面反瘦。"五脏阳虚则见耳目鼻凉。阳虚脾土不生肺金则咳喘、有白痰、流鼻涕涎沫、咽喉不利。

《素问·上古天真论》说："五七，阳明脉衰，面始焦，发始堕。六七，三阳脉衰于上，面皆焦，发始白……六八，阳气衰竭于上，面焦，发鬓颁白。七八，肝气衰，筋不能动，天癸竭，精少，肾脏衰，形体皆极。"

《灵枢·天年》说："五十岁，肝气始衰，肝叶始薄，胆汁始灭，目始不明。六十岁，心气始衰，苦忧悲，血气懈惰，故好卧。七十岁，脾气虚，皮肤枯。"在正常生理情况下，人到 50 岁以后，肝、心、脾就阳衰了，反映阳气盛衰的目命门就开始眼花了，故《灵枢·水胀》说"水始起也，目窠上微肿，如新卧起之状"，更何况还有《素问·生气通天论》所论六淫、劳倦、情志伤阳呢！

厥阴肝一阳主春，太阳心主夏。《素问·四气调神大论》说："春三月……此春气之应养生之道也。逆之则伤肝，夏为寒变，奉长者少。夏三月……此夏气之应养长之道也。逆之则伤心，秋为痎疟，奉收者少，冬至重病……逆春气，则少阳不生，肝气内变。逆夏气，则太阳不长，心气内洞。"

厥阴为一阴，少阳为一阳，太阳为三阳。《素问·阴阳类论》说："三阳一阴，太阳脉胜，一阴不能止，内乱五脏，外为惊骇……一阴一阳代绝，此阴气至心，上下无常，出入不知，喉咽干燥，病在土脾。"水饮阴气在心，水饮上下出入无常，"病在土脾"，阳不升阴不长，阴精不能上奉而"喉咽干燥"。阴气多则身寒、骨痹、肉苛。

《素问·逆调论》说："帝曰：人身非衣寒也，中非有寒气也，寒从中生者何？岐伯曰：是人多痹气也，阳气少，阴气多，故身寒如从水中出……帝曰：

人有身寒，汤火不能热，厚衣不能温，然不冻栗，是为何病？岐伯曰：是人者，素肾气胜，以水为事，太阳气衰，肾脂枯不长，一水不能胜两火，肾者水也，而生于骨，肾不生，则髓不能满，故寒甚至骨也。所以不能冻栗者……病名曰骨痹，是人当挛节也……荣气虚则不仁，卫气虚则不用，荣卫俱虚，则不仁且不用，肉如故也。"

《伤寒论·辨脉法》说："形冷、恶寒者，此三焦伤也……中焦不治，胃气上冲，脾气不转，胃中为浊，荣卫不通，血凝不流。若卫气前通者，小便赤黄，与热相搏，因热作使，游于经络，出入脏腑，热气所过，则为痈脓。若阴气前通者，阳气厥微，阴无所使，客气内入，嚏而出之，声嗢咽塞，寒厥相逐，为热所拥，血凝自下，状如豚肝，阴阳俱厥，脾气孤弱，五液注下。"

《伤寒论·平脉法》说："卫气弱，名曰惵；荣气弱，名曰卑；惵卑相搏，名曰损……寸口脉弱而迟，弱者卫气微，迟者荣中寒。荣为血，血寒则发热；卫为气，气微者心内饥，饥而虚满不能食也……寸口脉微而涩，微者卫气不行，涩者荣气不逮。荣卫不能相将，三焦无所仰，身体痹不仁。荣气不足，则烦疼，口难言；卫气虚，则恶寒数欠。三焦不归其部，上焦不归者，噫而酢吞；中焦不归者，不能消谷引食；下焦不归者，则遗溲……寸口脉微而涩，微者卫气衰，涩者荣气不足。卫气衰，面色黄；荣气不足，面色青。荣为根，卫为叶。荣卫俱微，则根叶枯槁，而寒栗咳逆，唾腥吐涎沫也。趺阳脉浮而芤，浮者卫气衰，芤者荣气伤，其身体瘦，肌肉甲错，浮芤相搏，宗气衰微，四属断绝……趺阳脉不出，脾不上下，身冷肤硬。少阴脉不至，肾气微，少精血，奔气促迫，上入胸隔，宗气反聚，血结心下，阳气退下，热归阴股，与阴相动，令身不仁，此为尸厥。当刺期门、巨阙。"

期门是厥阴肝一阳募穴，巨阙是太阳心二阳募穴，刺期门、巨阙回阳则愈。《素问·脏气法时论》说："肝病者……虚则目䀮䀮无所见，耳无所闻，善恐如人将捕之，取其经厥阴与少阳，气逆，则头痛，耳聋不聪颊肿，取血者……心病者……虚则胸腹大，胁下与腰相引而痛，取其经少阴太阳，舌下血者。其变病，刺郄中血者……脾病者……虚则腹满肠鸣，飧泄食不化。"

这种阳衰，《金匮要略·水气病脉证并治》有提到，谓："病者苦水，面目、身体、四肢皆肿……脉之不言水，反言胸中痛，气上冲咽，状如炙肉，当微咳喘……寸口沉而紧，沉为水，紧为寒，沉紧相搏，结在关元，始时当微，年盛不觉。阳衰之后，营卫相干，阳损阴盛，结寒微动，肾气上冲，喉咽塞噎，胁下急痛，医以为留饮而大下之，气击不去，其病不除。后重吐之，胃家虚烦，咽燥欲饮水，小便不利，水谷不化，面目手足浮肿。又以葶苈丸下水，当时如小瘥，食饮过度，肿复如前，胸胁苦痛，象若奔豚，其水扬溢，则浮咳喘逆。当先攻击冲气令止，乃治咳，咳止，其喘自瘥。"

故圣人要春（肝阳）夏（心阳）养阳，春肝主风，故《金匮要略·脏腑经络先后病脉证》说："夫人禀五常，因风气而生长，风气虽能生万物，亦能害万物，如水能浮舟，亦能覆舟。"这充分体现了厥阴肝从中气少阳相火从左主生发阳气的功能。

关于气上冲者，《灵枢·四时气》说："腹中常鸣，气上冲胸，喘不能久立，邪在大肠，刺肓之原、巨虚上廉、三里。小腹控睾，引腰脊，上冲心，邪在小肠者，连睾系，属于脊，贯肝肺，络心系。气盛则厥逆，上冲肠胃，熏肝，散于肓，结于脐。故取之肓原以散之，刺太阴以予之，取厥阴以下之，取巨虚下廉以去之，按其所过之经以调之。善呕，呕有苦，长太息，心中憺憺，恐人将捕之，邪在胆，逆在胃，胆液泄则口苦，胃气逆则呕苦，故曰呕胆。取三里以下胃气逆，则刺少阳血络以闭胆逆，却调其虚实，以去其邪。饮食不下，膈塞不通，邪在胃脘。在上脘，则刺抑而下之，在下脘，则散而去之。小腹痛肿，不得小便，邪在三焦约，取之太阳大络，视其络脉与厥阴小络结而血者，肿上及胃脘，取三里。"显然与肠胃道阳虚有关系。

胃脘阳盛则面不寒。《灵枢·邪气脏腑病形》说："诸阳之会，皆在于面……首面与身形也，属骨连筋，同血合气耳。天寒则裂地凌冰，其卒寒，或手足懈惰，然而其面不衣，何也？岐伯答曰：十二经脉，三百六十五络，其血气皆上于面而走空窍，其精阳气上走于目而为睛，其别气走于耳而为听，其宗气上出于鼻而为嗅，其浊气出于胃，走唇舌而为味。其气之津液皆上熏于面，而皮又厚，其肉坚，故天气甚寒不能胜之也。"

胃脘阳气上升于面不仅面不寒，并且可在阳明经人迎处候春夏阳仪系统。《灵枢·寒热病》说："颈侧之动脉人迎。人迎，足阳明也，在婴筋之前。"《灵枢·四时气》说："气口候阴，人迎候阳也。"《灵枢·禁服》说："寸口主中，人迎主外……春夏人迎微大，秋冬寸口微大，如是者名曰平人。"（参阅拙著《内经真原》论脉诊）。

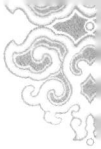

胃脘阳气盛在中则生"神"，《素问·生气通天论》说"阳气者，精则养神，柔则养筋"，有神则生龙活虎。

胃脘阳气下走阳明趺阳、少阴太溪。《金匮要略·水气病脉证并治》说："趺阳脉伏（阳气不足），水谷不化，脾气衰则鹜清，胃气衰则身肿。少阳脉卑，少阴脉细，男子则小便不利，妇人则经水不通，经为血，血不利则为水，名曰血分。"

《素问·五脏别论》说："帝曰：气口何以独为五脏之主？岐伯说：胃者水谷之海，六腑之大源也。五味入口，藏于胃以养五脏气，气口亦太阴也，是以五脏六腑之气味，皆出于胃，变见于气口。"

《灵枢·逆顺肥瘦》说："夫冲脉者，五脏六腑之海也，五脏六腑皆禀焉。其上者，出于颃颡，渗诸阳，灌诸精；其下者，注少阴之大络，出于气街，循阴股内廉，入腘中，伏行骭骨内，下至内踝之后属而别。其下者，并于少阴之经，渗三阴；伏于出跗属，下循跗，入大指间。"

《灵枢·五味》说："胃者，五脏六腑之海也；水谷皆入于胃，五脏六腑皆禀气于胃。"

《素问·痿论》说："阳明者，五脏六腑之海。"胃为五脏六腑之海也。由上述可知，胃和冲脉是五脏六腑之海，阳明胃经行于人迎和趺阳二穴，并变见于气口，而且冲脉不但上行于人迎，还下行于足少阴太溪穴和趺阳穴，故《黄帝内经》脉诊多取人迎、趺阳、寸口、太溪。

胃脘阳虚，必然导致阳明阳虚，阳明阳虚则肠胃六腑病。《灵枢·邪气脏腑病形》又说："面热者，足阳明病；鱼络血者，手阳明病；两跗之上脉坚若陷者，足阳明病，此胃脉也。大肠病者，肠中切痛，而鸣濯濯，冬日重感于寒即泄，当脐而痛，不能久立，与胃同候，取巨虚上廉。胃病者，腹膜胀，胃脘当心而痛，上支两胁，膈咽不通，食饮不下，取之三里也。小肠病者，小腹痛，腰脊控睾而痛，时窘之后，当耳前热，若寒甚，若独肩上热甚，及手小指次指之间热，若脉陷者，此其候也。手太阳病也，取之巨虚下廉。三焦病者，腹胀气满，小腹尤坚，不得小便，窘急，溢则为水，留即为胀，候在足太阳之外大络，大络在太阳、少阳之间，赤见于脉，取委阳。膀胱病者，小腹偏肿而痛，以手按之，即欲小便而不得，肩上热若脉陷，及足小指外廉及胫踝后皆热若脉陷，取委中。胆病者，善太息，口苦，呕宿汁，心下澹澹，恐人将捕之，嗌中吤吤然，数唾，在足少阳之本末，亦视其脉之陷下者，灸之，其寒热者取阳陵泉。"脐下为腑，经脉行于肩背，故见"肩上热"。

胃脘阳虚，"故阳明虚则宗筋纵，带脉不引，故足痿不用也"（《素问·痿论》），并可以导致阳痿。

胃和肠由于所属脏不同而有寒热分别。《灵枢·师传》说："夫中热消瘅则便寒；寒中之属则便热。胃中热则消谷，令人悬心善饥，脐以上皮热；肠中热则出黄如糜，脐以下皮寒。胃中寒，则腹胀；肠中寒，则肠鸣飧泄。胃中寒、肠中热则胀而且泄；胃中热、肠中寒则疾饥，小腹痛胀。"将其归类如下：

胃中热则消谷，令人悬心善饥，脐以上皮热。中热消瘅则便寒。

寒中之属则便热，胃中寒，则腹胀。（便寒、便热见直肠病、肛门病）

肠中热则出黄如糜，脐以下皮寒。

肠中寒，则肠鸣飧泄。

胃中寒、肠中热则胀而且泄。

胃中热、肠中寒则疾饥，小腹痛胀。

阳主五色，察面部五色可以知道阳气盛衰。

胃脘少阳阳气衰竭，有什么表现呢？《素问·诊要经终论》说："少阳终者，耳聋、百节皆纵，目睘绝系。绝系，一日半死。其死也，色先青白，乃死矣。"目为阳气之门，少阳阳气竭则"目睘绝系"。《素问·阴阳类论》说："一阳者，少阳也，至手太阴，上连人迎，弦急悬不绝，此少阳之病也，专阴则死。"少阳衰竭，有阴无阳，故"专阴则死"。

《灵枢·经脉》说："六阳气俱绝，则阴与阳相离，离则腠理发泄，绝汗乃出，大如贯珠，转出不流，即气先死，故旦占夕死，夕占旦死，此十二经之败也。"少阳衰竭则"六阳气俱绝"。

这胃脘阳气之脉，就是冲脉，冲者动也。冲脉与足阳明经"会于气街"，《尔雅·释诂》说："会，合也。"《广雅·释诂三》说："会，聚也。"即言冲脉阳气与胃气聚合于"气街"。然后冲脉阳气"出于气街"，其上者循足阳明胃经上行"出于颃颡，渗诸阳，灌诸精"，将阳气输送到头面诸阳经，故云头为诸阳之会而面不寒；其下者循足少阴肾经下行"并于少阴之经，渗三阴"而曰"与少阴之大络起于肾下"，是说冲脉阳气并足少阴肾经下行，不是说冲脉起于肾，故肾不寒。若胃脘阳气不足，既不能上升温头面，亦不能下行温其下肢

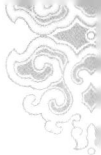

足。故有大小阳旦汤、大小建中汤、当归四逆汤、四逆辈等，都是扶阳的好方子，治疗"逆春气"的各种肝气郁结，如抑郁证、肝气不舒、月经不调等。

水气在表里，《金匮要略·水气病脉证并治》分为风水、皮水、正水、石水、黄汗五种。腰以上汗之，腰以下利小便。

"青龙汤下已，多唾口燥，寸脉沉，尺脉微，手足厥逆，气从小腹上冲胸咽，手足痹，其面翕热如醉状，因复下流阴股，小便难，时复冒者，与茯苓桂枝五味甘草汤，治其气冲。

……冲气即低，而反更咳，胸满者，用桂苓五味甘草汤去桂，加干姜、细辛，以治其咳满。

……咳满即止，而更复渴，冲气复发者，以细辛、干姜为热药也。服之当遂渴，而渴反止者，为支饮也。支饮者，法当冒，冒者必呕，呕者复内半夏，以去其水。桂苓五味甘草去桂加姜辛夏汤方。"

小青龙汤有 5 变：

（1）小青龙汤（麻黄，芍药，桂枝，炙甘草，五味子，干姜，细辛，半夏）。

（2）桂苓五味甘草汤（桂枝，炙甘草，五味子，茯苓）。

（3）苓甘五味姜辛汤（生甘草，五味子，干姜，细辛，茯苓）。

（4）桂苓五味甘草去桂加姜辛夏汤（生甘草，五味子，干姜，细辛，半夏，茯苓）。

（5）苓甘五味加姜辛半夏杏仁汤（生甘草，五味子，干姜，细辛，半夏，茯苓，杏仁）。

《金匮要略·水气病脉证并治》则总结概括为："趺阳脉伏，水谷不化，脾气衰则鹜溏，胃气衰则身肿。少阳脉卑，少阴脉细，男子则小便不利，妇人则经水不通，经为血，血不利则为水，名曰血分。""寸口脉迟而涩，迟则为寒，涩为血不足。趺阳脉微而迟，微则为气，迟则为寒。寒气不足，则手足逆冷；手足逆冷则营卫不利；营卫不利，则腹满肠鸣相逐，气转膀胱，荣卫俱劳；阳气不通即身冷，阴气不通即骨疼；阳前通则恶寒，阴前通则痹不仁；阴阳相得，其气乃行，大气一转，其气乃散；实则失气，虚则遗尿，名曰气分。"以"血分""气分"分之。其根源是"少阳脉卑"阳衰，导致"趺阳脉伏，水谷不化，脾气衰则鹜溏，胃气衰则身肿……少阴脉细"。

而《灵枢·水胀》则将水分为"肤胀、鼓胀、肠覃、石瘕、石水"五种，

"水始起也，目窠上微肿，如新卧起之状，其颈脉动，时咳，阴股间寒，足胫瘇，腹乃大，其水已成矣。以手按其腹，随手而起，如裹水之状，此其候也。""鼓胀……腹胀身皆大，大与肤胀等也，色苍黄，腹筋起，此其候也……肠覃……寒气客于肠外，与卫气相搏，气不得荣，因有所系，癖而内着，恶气乃起，瘜肉乃生。其始生也，大如鸡卵，稍以益大，至其成也，如怀子之状，久者离岁，按之则坚，推之则移，月事以时下，此其候也……石瘕生于胞中，寒气客于子门，子门闭塞，气不得通，恶血当泻不泻，衃以留止，日以益大，状如怀子，月事不以时下。皆生于女子，可导而下。"

张仲景继承《黄帝内经》重视厥阴肝阳之旨，不但《伤寒论》遵承厥阴从中气"胃脘阳气"，《金匮要略》亦遵承"胃脘阳气"。《金匮要略·脏腑经络先后病脉证》说："鼻头色青，腹中痛，苦冷者死。鼻头色微黑色，有水气；色黄者，胸上有寒；色白者，亡血也……色鲜明者有留饮。"鼻青、鼻黑、鼻黄、鼻白、鼻色鲜明是因肝阳不足而有留饮，由此望诊"见肝之病，知肝传脾，当先实脾"，所谓"当先实脾"，即指先补"胃脘阳气"。肝主春风，所以总结说"夫人禀五常，因风气而生长，风气虽能生万物，亦能害万物，如水能浮舟，亦能覆舟"。

水气痰饮停心下则心脾阳虚，上通于咽（《素问·太阴阳明论》"咽主地气"），心下洞心则咽痒而咳嗽不已。心阳不足则胸闷气短，《金匮要略·胸痹心痛短气病脉证治》用瓜蒌薤白白酒汤、瓜蒌薤白半夏汤（小补心汤）、枳实薤白桂枝汤等主之。脾阳不足，一是胸中大气——宗气不足，二是脾土不生肺金，则用理中丸（人参汤）治疗，心脾两虚则用小青龙汤治疗。邪入肺而肺金不生脾土，可用麻杏石甘汤宣发开胸治疗。

第五节　特殊脉象

一、关部独大动脉

《伤寒论·辨脉法》说："阴阳相搏，名曰动。阳动则汗出，阴动则发热。形冷、恶寒者，此三焦伤也。若数脉见于关上，上下无头尾，如豆大，厥厥动摇者，名曰动也。"《素问·脉要精微论》说："中附上，左外以候肝，内以候

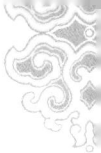

膈，右外以候胃，内以候脾。"本条的阴阳言表里。血脉运行中的营卫血气都是少阳三焦相火腐熟水谷化生来的，如果少阳三焦相火衰，在内不能生化营卫血气，在外不能温煦肌肉、充皮肤，于是形冷恶寒。

三焦始于原始消化管，前肠、中肠、后肠属于肠胃，故血脉始动见于"关上"，言脉出于中焦，上出于寸，下出于尺。张志聪说："有动脉之义，必有动脉之形。"见"关上"脉形态如豆大，无头无尾，厥厥跳动，脉以胃气、神气为根，这是动脉运行之源。前言脉的阴阳营卫二气，本条言脉始部位在中焦。这个动脉反映的是胃气之脉，就是少阳三焦元气之脉。

为什么"动脉"动于关上呢？众所周知，当人感受寒邪后，汗孔闭塞，全身拘紧，营卫血气不得外泄，新陈代谢不得外泄，必致脉数，而且胃肠所生新的营卫血气输送不出去，故见关脉动也。笔者认为，关上动脉的形成多是由上焦不通造成的，上焦不通，左阳不得升，右阴不得降，左右阴阳反作而气滞，于是导致关脉独大。若阴火乘于脾土则脉数。

二、鱼际脉

《难经·三难》说："脉有太过，有不及，有阴阳相乘，有覆有溢，有关有格，何谓也？然：关之前者，阳之动也，脉当见九分而浮。过者，法曰太过；减者，法曰不及。遂上鱼为溢，为外关内格，此阴乘之脉也。关之后者，阴之动也，脉当见一寸而沉，遂入尺为覆，为内关外格，此阳乘之脉也。故曰覆溢，是其真脏之脉，人不病而死也。"

《金匮要略·五脏风寒积聚病脉证并治》说："诸积大法：脉来细而附骨者，乃积也。寸口积在胸中；微出寸口，积在喉中；关上积在脐旁；上关上，积在心下；微下关，积在少腹。尺中，积在气冲；脉出左，积在左；脉出右，积在右；脉两出，积在中央；各以其部处之。"实际临床中鱼际脉肝、心阳亢者少见，上鱼际脉多见于阳虚阴火证。

《素问·脉要精微论》说："上附上，右外以候肺，内以候胸中，左外以候心，内以候膻中……上竟上者，胸喉中事也。"就是多见表部胸中心肺喉头症状，胸背之上为阳为表，是阴火炎上的集中部位，表现为血分阴火亢奋，不是肝阳亢奋。从脉形说是鱼际脉，鱼际脉的病机是阳虚阴火炎上，脉证多见头晕、头昏、头痛、失眠多梦、头鸣耳鸣、健忘疲劳、咽干口苦、皮肤瘙痒、颈项肩背不适等。

三、尺脉

《素问·脉要精微论》说："尺外以候肾，尺里以候腹……下竟下者，少腹腰股膝胫足中事也。"《难经·三难》说："关之后者，阴之动也，脉当见一寸而沉，遂入尺为覆，为内关外格，此阳乘之脉也。"上竟上为上溢鱼际脉，下竟下为紧覆脉。伤阳热病寒湿流于下焦，李东垣说寒湿甚者则"下寒如冰"，从脉形来说脉弦紧按之有力，脉之病机是寒湿凝滞下焦，脉证见"少腹、腰、股、膝、胫、足"寒冷，"肝虚、肾虚、脾虚，皆令人体重烦冤"。"头痛，筋挛骨重，怯然少气，哕噫腹满，时惊，不嗜卧……脉浮而弦，切之石坚……浮而弦者，是肾不足也。沉而石者，是肾气内着也。怯然少气者，是水道不行，形气消索也。咳嗽烦冤者，是肾气之逆也……今夫脉浮大虚者，是脾气之外绝，去胃外归阳明也。夫二火不胜三水，是以脉乱而无常也。四肢懈惰，此脾精之不行也。喘咳者，是水气并阳明也。血泄者，脉急血无所行也。若夫以为伤肺者，由失以狂也。不引比类，是知不明也。夫伤肺者，脾气不守，胃气不清，经气不为使，真脏坏决，经脉傍绝，五脏漏泄，不衄则呕。"

《灵枢·营卫生会》说：

黄帝曰：人有热，饮食下胃，其气未定，汗则出，或出于面，或出于背，或出于身半，其不循卫气之道而出，何也？岐伯曰：此外伤于风，内开腠理，毛蒸理泄，卫气走之，固不得循其道，此气慓悍滑疾，见开而出，故不得从其道，故命曰漏泄。

第六节 相火的病理

《黄帝内经》中从多方面论述了相火的病理。《素问·五常致大论》说：

"少阳司天，火气下临，肺气上从，白起金用，草木眚，火见燔焫，革金且耗，大暑以行，咳嚏衄鼽鼻窒，曰疡，寒热胕肿。风行于地，尘沙飞扬，心痛胃脘痛，厥逆膈不通，其主暴速。"

"少阳司天，羽虫静，毛虫育，倮虫不成；在泉，羽虫育，介虫耗，毛虫不育。"

"少阳在泉，寒毒不生，其味辛，其治苦酸，其谷苍丹。"

《素问·六元正纪大论》说：

甲申、甲寅岁

上少阳相火，中太宫土运，下厥阴木，火化二，雨化五，风化八，正化度也。其化上咸寒，中咸和，下辛凉，药食宜也。

丙寅、丙申岁

上少阳相火，中太羽水运，下厥阴木，火化二，寒化六，风化三，所谓正化日也。其化上咸寒，中咸温，下辛温，所谓药食宜也。

戊寅、戊申岁（天符）

上少阳相火，中太徵火运，下厥阴木，火化七，风化三，正化度也。其化上咸寒，中甘和，下辛凉，药食宜也。

庚寅、庚申岁

上少阳相火，中太商金运，下厥阴木，火化七，清化九，风化三，正化度也。其化上咸寒，中辛温，下辛凉，药食宜也。

壬申（同天符）、壬寅岁（同天符）

上少阳相火，中太角木运，下厥阴木，火化二，风化八，所谓正化日也。其化上咸寒，中酸和，下辛凉，所谓药食宜也。

戊寅、戊申岁（天符）

上少阳相火，中太徵火运，下厥阴木，火化七，风化三，正化度也。其化上咸寒，中甘和，下辛凉，药食宜也。

少阳所至为炎暑。（时化之常）

少阳所至为热府，为行出。（司化之常）

少阳所至为长，为蕃鲜。（气化之常）

少阳所至为火生，终为蒸溽。（德化之常）

少阳所至为羽化。（德化之常）

少阳所至为茂化。（布政之常）

少阳所至为光显，为彤云，为曛。（令行之常）

少阳所至为飘风燔燎霜凝。（气变之常）

少阳所至为嚏呕，为疮疡。（病之常）

少阳所至为惊躁，瞀昧暴病。（病之常）

少阳所至为喉痹耳鸣呕涌。（病之常）

少阳所至为暴注、瞤瘛、暴死。（病之常）

《素问·气交变大论》说："夫气之动变，固不常在，而德、化、政、令、灾、变，不同其候也……是以察其动也，有德有化，有政有令，有变有灾，而物由之，而人应之也。"

《素问·刺法论》说：

寅申之岁，天数有余，故少阳不退位也，热行于上，火化布天，当刺手少阳之所入。

《素问·本病论》说：

少阳不迁正，即炎灼弗令，苗莠不荣，酷暑于秋，肃杀晚至，霜露不时。民病痎疟骨热，心悸惊骇，甚时血溢。

少阳不退位，即热生于春，暑乃后化，冬温不冻，流水不冰，蛰虫出见，民病少气，寒热更作，便血上热，小腹坚满，小便赤沃，甚则血溢。

《素问·至真要大论》说：

少阳司天，火淫所胜，则温气流行，金政不平。民病头痛发热恶寒而疟，热上皮肤痛，色变黄赤，传而为水，身面胕肿，腹满仰息，泄注赤白，疮疡咳唾血，烦心胸中热甚则鼽衄，病本于肺。天府绝，死不治。

少阳在泉，火淫所胜，则焰明郊野，寒热更至。民病注泄赤白，少腹痛溺赤，甚则血便。

少阳之胜，热客于胃，烦心心痛，目赤欲呕，呕酸善饥，耳痛溺赤，善惊谵妄，暴热消烁，草萎水涸，介虫乃屈，少腹痛，下沃赤白。

少阳之复，大热将至，枯燥燔爇，介虫乃耗，惊瘛咳衄，心热烦躁，便数憎风，厥气上行，面如浮埃，目乃瞤瘛，火气内发，上为口糜呕逆，血溢血泄，发而为疟，恶寒鼓栗，寒极反热，嗌络焦槁，渴引水浆，色变黄赤，少气脉萎，化而为水，传为胕肿，甚则入肺，咳而血泄。尺泽绝，死不治。

少阳司天，客胜则丹胗外发，及为丹熛疮疡，呕逆喉痹，头痛嗌肿，耳聋血溢，内为瘛疭；主胜则胸满咳仰息，甚而有血，手热。

少阳在泉，客胜则腰腹痛而反恶寒，甚则下白溺白；主胜则热反上行而客于心，心痛发热，格中而呕。

诸热瞀瘛，皆属于火。

诸禁鼓栗，如丧神守，皆属于火。

诸逆冲上，皆属于火。

诸躁狂越，皆属于火。

诸病胕肿，疼酸惊骇，皆属于火。

刘完素《素问玄机原病式》说这是"手少阳相火之热，乃心包络三焦之气也"。"诸热瞀瘛，皆属于火"，唐容川说"诸热指发热、恶热，瘟暑等证而言"，即指少阳相火司天外感病而言。"诸禁鼓栗，如丧神守，皆属于火"，刘完素说"禁俗作噤"，栗者战栗，噤栗指因寒冷而咬紧牙关或牙齿打战，《伤寒论·辨脉法》说"形冷、恶寒者，此三焦伤也"，《素问·生气通天论》说"阳气者，精则养神"，"因于寒，欲如运枢，起居如惊，神气乃浮"，今少阳相火伤则不养神，故言形失"神守"。

"诸逆冲上，皆属于火"，此言相火太过势必炎上。"诸躁狂越，皆属于火"，躁指躁动烦热、扰乱不宁；狂越指精神紊乱、失去理智；"诸躁狂越"，乃相火太过伤心神也。"诸病胕肿，疼酸惊骇，皆属于火"，《素问·生气通天论》说："阳气者，精则养神，柔则养筋。开阖不得，寒气从之，乃生大偻。陷脉为瘘，留连肉腠。俞气化薄，传为善畏，及为惊骇。营气不从，逆于肉理，乃生痈肿。""惊骇"者肝病，刘完素说"胕肿，热伤肉"，"疼酸"即疼痠，乃皮肤肌肉痠疼。此言相火引发肝病。"诸热瞀瘛，皆属于火；诸禁鼓栗，如丧神守，皆属于火；诸逆冲上，皆属于火"，此三者言相火自病。"诸躁狂越，皆属于火"，此言相火引动心火发病。"诸病胕肿，疼酸惊骇，皆属于火"，此言相火引发肝病。

《黄帝内经》将生理性的相火称作"少火"以生物，将病理性的相火称作"壮火"以害物。

第七节　项　背　强

《素问·金匮真言论》说"背为阳"。《素问·生气通天论》说"阳气者，精则养神，柔则养筋"。《灵枢·五邪》云："邪在肾，则病骨痛阴痹，阴痹者，按之而不得，腹胀腰痛，大便难，肩背颈项强痛，时眩。取之涌泉、昆仑，视有血者尽取之。"《素问·至真要大论》云："少阴司天，客胜则鼽嚏颈项强，肩背瞀热，头痛少气，发热耳聋目瞑，甚则胕肿血溢、疮疡咳喘。主胜则心热烦躁，甚则胁痛支满。"

《伤寒论》太阳病第 1 条说"太阳之为病，脉浮，头项强痛而恶寒"，第 28 条说"服桂枝汤，或下之。仍头项强痛，翕翕发热，无汗，心下满微痛，小便不利者，桂枝去桂加茯苓白术汤主之"。

第 142 条说"太阳与少阳并病，头项强痛，或眩冒，时如结胸，心下痞硬者，当刺大椎第一间、肺俞、肝俞，慎不可发汗；发汗则谵语，脉弦，五日谵语不止，当刺期门"。

第 171 条说"太阳少阳并病，心下硬，颈项强而眩者，当刺大椎、肺俞、肝俞，慎勿下之"。

第 98 条说"得病六七日，脉迟浮弱，恶风寒，手足温，医二三下之，不能食，而胁下满痛，面目及身黄，颈项强，小便难者，与柴胡汤，后必下重，本渴饮水而呕者，柴胡不中与也，食谷者哕"。

第 99 条说"伤寒四五日，身热恶风，颈项强，胁下满，手足温而渴者，小柴胡汤主之"。

第八节　阳病首发三焦腑腠理

少阳相火和三焦要分清，不是一个概念，相火是六气之一，起名为少阳；三焦是人体解剖六腑之一，三焦腑是腠理。发病在人体，首发三焦腑腠理病。相火是自然界的太阳，光照环宇大地，三焦腑腠理组成人身肉体，属于脾湿土，根据天人相应之理，将三焦腑名为少阳，光照脾湿土，而与太阴脾湿土合成黄庭太极。

一、无论外感内伤，首犯三焦腑腠理

《素问·皮部论》说：

是故百病之始生也，必先于皮毛，邪中之则腠理开……

邪之始入于皮也，泝然起毫毛，开腠理……

皮者脉之部也，邪客于皮则腠理开……

《素问·缪刺论》说：

夫邪之客于形也，必先舍于皮毛，留而不去入舍于孙脉，留而不去入舍于络脉，留而不去入舍于经脉，内连五脏，散于肠胃，阴阳俱感，五脏乃伤，此邪之从皮毛而入，极于五脏之次也，如此则治其经焉。今邪客于皮毛，入舍于孙络，留而不去，闭塞不通，不得入于经，流溢于大络，而生奇病也。

《素问·举痛论》说：

寒则腠理闭……炅则腠理开，荣卫通，汗大泄，故气泄。

《素问·疟论》说：

故风无常府，卫气之所发，必开其腠理，邪气之所合，则其府也。

《灵枢·五癃津液别》说：

天暑衣厚则腠理开，故汗出；寒留于分肉之间，聚沫则为痛。天寒则腠理闭，气湿不行，水下留于膀胱，则为溺与气。

《灵枢·贼风》说：

此皆尝有所伤……卒然喜怒不节，饮食不适，寒温不时，腠理闭而不通。其开而遇风寒，则血气凝结，与故邪相袭，则为寒痹。其有热则汗出，汗出则受风，虽不遇贼风邪气，必有因加而发焉。

《灵枢·决气》说：

津脱者，腠理开，汗大泄。

《素问·刺要论》说：

病有在毫毛腠理者，有在皮肤者，有在肌肉者，有在脉者，有在筋者，有在骨者，有在髓者。

五体都属于腠理系统。首先是腠理病，寒则腠理闭"血气凝结"，热则腠理开外邪入侵。腠理病，首先是络病，因为"血气之输，输于诸络，气血留居，则盛而起"（《灵枢·卫气失常》）。

外感寒、湿、燥则腠理郁闭，《伤寒论》说可以导致"阳气怫郁"而发热，日久可导致水饮、痰瘀。外感风、热、火则腠理开而汗泄，误治不愈则损津血而腠理通行郁滞，郁滞则腠理病。外感瘟疫之气同样可以导致阳热怫郁，如杨栗山在《伤寒瘟疫条辨·发表为第一关节辨》中说："温病得于天地之杂气，怫热在里。"并说"杂气由口鼻入三焦，怫郁内炽"。疫热怫郁腠理，腠理腑郁结不通，所以在治疗上重视开通郁结。

《素问·调经论》说：

有所劳倦，形气衰少，谷气不盛，上焦不行，下脘不通，胃气热，热气熏胸中，故内热。寒气在外，则上焦不通，上焦不通，则寒气独留于外，故寒栗。上焦不通利，则皮肤致密，腠理闭塞，玄府不通，卫气不得泄越，故外热。

《灵枢·痈疽》说：

肠胃受谷，上焦出气，以温分肉，而养骨节，通腠理。中焦出气如露，上注溪谷，而渗孙脉，津液和调，变化而赤为血，血和则孙脉先满溢，乃注于络脉，络脉皆盈，乃注于经脉。阴阳已张，因息乃行。

肠胃化生营卫血气，卫气出上焦通腠理，营血出中焦注腠理河道——血脉的溪谷而渗孙脉→络脉→经脉（都在腠理）。

《灵枢·痈疽》说："肠胃受谷，上焦出气，以温分肉，而养骨节，通腠理。中焦出气如露，上注溪谷，而渗孙脉，津液和调，变化而赤为血，血和则孙脉先满溢，乃注于络脉，络脉皆盈，乃注于经脉。阴阳已张，因息乃行，行有经纪，周有道理，与天合同，不得休止。"这是其生理变化。其病理变化也从这里开始。

二、外感内伤病的传变及病理过程

《灵枢·百病始生》说：

是故虚邪之中人也，始于皮肤，皮肤缓则腠理开，开则邪从毛发入，入则抵深，深则毛发立，毛发立则渐然，故皮肤痛。留而不去，则传舍于络脉，在络之时，痛于肌肉，其病时痛时息，大经乃代。留而不去，传舍于经，在经之时，洒淅喜惊。留而不去，传舍于输，在输之时，六经不通，四肢则肢节痛，腰脊乃强。留而不去，传舍于伏冲之脉，在伏冲之时，体重身痛。留而不去，传舍于肠胃，在肠胃之时，贲响腹胀，多寒则肠鸣飧泄，食不化，多热则溏出麋。留而不去，传舍于肠胃之外募原之间，留着于脉，稽留而不去，息而成积。或着孙脉，或着络脉，或着经脉，或着输脉，或着于伏冲之脉，或着于膂筋，或着于肠胃之募原，上连于缓筋，邪气淫泆，不可胜论。

感受外邪的传变过程是：皮肤→络脉→经脉→冲脉→肠胃→膜原→血脉→结聚成积，统统是腠理为病。《金匮要略·脏腑经络先后病脉证》概括说"四肢九窍，血脉相传，壅塞不通，为外皮肤所中也"，这是外感发病于腠理，又说"经络受邪入脏腑，为内所因也"。

脾胃内伤也是从腠理络脉开始发病。脾胃不足，营卫衰少，三焦腠理不通而病。

《灵枢·本脏》说："卫气者，所以温分肉，充皮肤，肥腠理。"

《素问·调经论》说："阳受气于上焦，以温皮肤分肉之间。"

《灵枢·五味论》说："上焦者，受气而营诸阳者也。"

《灵枢·痈疽》说："上焦出气，以温分肉，而养骨节，通腠理。"

《灵枢·五癃津液别》说："津液各走其道，故上焦出气，以温肌肉，充皮肤，为其津。"腠理是三焦腑，营卫旺则腠理肥，营卫虚衰则腠理萎纵。

《灵枢·论勇》说："勇士者……三焦理横，怯士者……其焦理纵。"

所谓"三焦理横""其焦理纵"，理横指腠理间的血、气、津液充盈饱满，理纵指腠理间的血、气、津液不充盈不饱满。比如在布袋中，如果充满气体或水液则布袋就胀满，否则布袋纵缓。所以《金匮要略·中风历节病脉证并治》说："荣气不通，卫不独行，荣卫俱微，三焦无所御，四属断绝，身体羸瘦。"没有了营卫，三焦腑腠理就是纵的，不能"肥腠理"就横不起来，故"身体羸瘦"。

《灵枢·百病始生》说：

辛然多食饮，则脉满，起居不节，用力过度，则络脉伤，阳络伤则血外溢，血外溢则衄血，阴络伤则血内溢，血内溢则后血，肠胃之络伤，则血溢于肠外，肠外有寒，汁沫与血相抟，则并合凝聚不得散而积成矣。

这是食饮过度内伤络脉而成积。

《素问·厥论》说：

酒入于胃，则络脉满而经脉虚，脾主为胃行其津液者也，阴气虚则阳气入，阳气入则胃不和，胃不和则精气竭，精气竭则不营其四肢也。此人必数醉若饱以入房，气聚于脾中不得散，酒气与谷气相薄，热盛于中，故热遍于身内热而溺赤也。夫酒气盛而慓悍，肾气有衰，阳气独胜，故手足为之热也。

《灵枢·经脉》说：

脾之大络，名曰大包，出渊腋下三寸，布胸胁。实则身尽痛，虚则百节尽皆纵。此脉若罗络之血者，皆取之脾之大络脉也。

络脉有365穴，《灵枢·小针解》说："节之交三百六十五会者，络脉之渗灌诸节者也。"《灵枢·经脉》并讲了络脉与经脉的不同，谓：

经脉十二者，伏行分肉之间，深而不见；其常见者，足太阴过于内踝之上，无所隐故也。诸脉之浮而常见者，皆络脉也。六经络手阳明少阳之大络，起于五指间，上合肘中。饮酒者，卫气先行皮肤，先充络脉，络脉先盛，故卫气已平，营气乃满，而经脉大盛。脉之卒然动者，皆邪气居之，留于本末；不动则热，不坚则陷且空，不与众同，是以知其何脉之病也。雷公曰：何以知经脉之与络脉异也？黄帝曰：经脉者常不可见也，其虚实也以气口知之，脉之见者皆络脉也。

由于腠理郁结不通，就会导致气滞、水液停滞、血液凝滞等一系列病变，郁结日久则成瘤。郁有气郁、血郁、湿郁、痰郁、食郁、火郁等，或云气、血、痰、食、饮五种病邪的郁积。

总之，三焦腑腠理在人体无处不在，腠理腑以通顺为用，通则安，闭塞不通则病。各种致病因素都能造成腠理腑的通顺异常，导致腠理腑郁滞甚至闭塞不通，必然影响营卫血气、津液、神气、真气的流通、运转、渗灌，从而导致身体各部分相应的脏腑以及组织机构功能失常，而发生各种不同的病变。因此，腠理腑病是以腠理郁滞、闭塞不通为特征的众多疾病。

《灵枢·经水》说："夫经水者，受水而行之。"说明十二经水行于三焦腑腠理水道。

《灵枢·经水》又说："夫经水之应经脉也。""经脉十二者，外合于十二经水，而内属于五脏六腑。"说明十二经脉也行于三焦腑腠理，内连于五脏六腑。心包络"血脉"之道也行于三焦腑腠理。十二经脉中运行的是"经气"。

《素问·宝命全形论》说："刺实者，须其虚，刺虚者，须其实，经气已至，慎实勿失。""经气"就是"真气"。

《素问·离合真邪论》说："真气者，经气也。"

《灵枢·刺节真邪论》说："何为真气？岐伯曰：真气者，所受于天，与谷气并而充身也……虚邪偏容于身半，其入深，内居荣卫，荣卫稍衰，则真气去，邪气独留，发为偏枯。"真气，受于天而合于水谷之气，其实就是神气，即运行于365节的神气。

三焦腑是腠理，心包络主血脉，三焦腑腠理中有心包络血脉孙络，有心包络血脉络脉，有心包络血脉大血管，所以三焦腑腠理，一是水道，二是血道，三是气道，水、血、气皆秉于相火之功能。相火正常则水道、血道、气道畅通，水道、血道、气道畅通则体康年寿，天年百岁。

少阳相火太过不及则水道、血道、气道不通，水道、血道、气道不通则发病。因为三焦腑腠理是血道、水道、气道之大通道，所以三焦腑腠理有强大的通透排泄能力，即强大的代谢综合能力，腠理是新陈代谢系统的通道。

受寒、腠理闭塞不通则血瘀、水聚、气滞病实，受热腠理大开则血、水、气流失病虚。另外，腠理还有经脉系统（神道，通过调神治疗疾病）和神经系统，可以调节血道、水道、气道及神经系统。

第九节　阳气不足发病系统

阳虚生阴火是阳气病的重要内容，人多不识。

少阳三焦相火衰弱，春生之气不足，阳不生阴不长，不能上奉于心，阴血亏虚，阴火偏亢。脾胃虚弱，营卫气血生化失常而为神病；阴火炎上，阴火克肺，多生肺病。阴火病及血分，故病及目脑命门、头面部、咽喉；阴火伏于血脉，灼伤营血，而为血脉病（百合狐惑阴阳毒等）；阴火克肺金，肺气不降，左右升降失常；心火偏旺，肾水被侮，上下水火阴阳更胜；胃腑命门相火衰而为足三阴病；阳不化气，而为痰饮水湿病、水气病、蓄水证；还有水湿下流于肾及二阴、水湿侮土、水湿射肺、水湿克心伤脾诸病。

下面谈谈阴火系统病。

脾胃病不能生化营卫血气，阳不生阴不长，水谷精微不能上奉于手少阴心而心火——阴火起，手厥阴心包络血脉多阴火伏血脉，百脉一宗，各种血脉和血液病丛生。其过程是，首先脾不生血→肝血虚不柔→心血亏起阴火→阴火伏心包络血脉→克肺、炎上、走循环系统。

一、心火炎上，病及目脑命门、头面、咽喉

心包络主脉，诸脉皆属于目，故血脉病多见目病。

《兰室秘藏·眼耳鼻门·诸脉者皆属于目论》说：

目者，五脏六腑之精，荣卫魂魄之所常营也，神气之所主也，故神劳则魂魄散，志意乱……目者，心之使也，心者，神之舍也，故神精乱而不转……夫

十二经脉，三百六十五络，其血气皆上走于面而走空窍，其清阳气上散于目而为精，其气走于耳为听。因心事烦冗，饮食不节，劳役过度，致脾胃虚弱，心火大盛，则百脉沸腾，血脉逆行，邪害空窍……夫五脏六腑之精气，皆禀受于脾，上贯于目。脾者，诸阴之首也；目者，血脉之宗也。故脾虚则五脏之精气皆失所司，不能归明于目矣。心者，君火也，主人之神，宜静而安，相火化行其令。相火者，包络也，主百脉皆荣于目，既劳役运动，势乃妄行，又因邪气所并而损血脉，故诸病生焉。凡医者不理脾胃及养血安神，治标不治本，是不明正理也。

凡心包络之脉出于心中，以代心君之行事也，与少阳为表里……元气不行，胃气下流，胸中三焦之火及心火乘于肺，上入脑灼髓。

人体相火阳气不足，血不养目，阴火则上炎于目。

心火旺之日久引起了心包络血脉阴火，故云"百脉沸腾，血脉逆行，邪害空窍"，心火日久克肺，上源之水日亏，必引心包络火起，此乃君临臣位，病轻。这与少阳相火引起心火不一样，少阳相火引起心火是臣临君位，病重。此处的"胸中三焦之火"指代君行事的心包络相火。

心火为什么旺呢？《兰室秘藏·眼耳鼻门》熟干地黄丸条下说是因为"血弱阴虚不能着心，致心火旺"，治心火旺的大法是"养血、凉血、益血"，药用熟地黄、生地黄、当归，另用天门冬（代麦门冬）、人参、五味子生脉饮加地骨皮养阴益气，用黄芩、黄连泻火（《兰室秘藏》内障眼论说"诸苦泻火热，则益水也"），柴胡升清阳，枳壳理气。

阴血为什么虚弱呢？因为阳不生、阴不长，春夏之令不行，甲胆不生化周身血气所致。

心火旺则热。《素问·刺热论》说："心热病者，先不乐，数日乃热。热争则卒心痛，烦闷，善呕，头痛，面赤，无汗。"心包代君受邪，心包络名为膻中，《素问·灵兰秘典论》说："膻中为臣使之官，喜乐出焉。"所以心病，先不乐。血虚火胜，心脑血管病，故卒心痛、头痛。火炎则烦、面赤。膻中气不舒则闷。火克肺金，肺不肃降则胃气逆而呕。汗为心液，心火内郁则伤心液，故无汗。

《灵枢·口问》说：

……凡此十二邪者，皆奇邪之走空窍者也。故邪之所在，皆为不足。故上气不足，脑为之不满，耳为之苦鸣，头为之苦倾，目为之眩。

李东垣指出："五脏皆禀气于脾胃，以达于九窍；烦劳伤中，使冲和之气不能上升，故目昏而耳聋也。"十二经脉的清阳之气，皆上达于头面而走空窍，如因饮食劳役，损伤脾胃，后天不足，清阳不升，浊气上扰，疏泄不利，就会瘀阻宗脉，冲和之气不能上升，邪害空窍，从而出现目昏，或生内障，或生耳鸣、耳聋等症。李东垣创制益气聪明汤，治饮食不节，劳役形体，脾胃不足，得内障耳鸣，或多年目昏暗，视物不能，此药能令目广大，久服无内外障、耳鸣耳聋之患，又令精神过倍，元气自益，身轻体健，耳聪目明。《东医宝鉴》说："益气聪明汤，治老人劳伤虚损，耳鸣眼昏，久服无内障昏暗、耳鸣耳聋之证，又令精神爽快，饮食倍增，耳目聪明。"

本方由黄芪、甘草各半两，人参半两，升麻、葛根各三钱，蔓荆子一钱半，芍药一钱，黄柏（酒制、锉、炒黄）一钱组成，上㕮咀，每服秤三钱，水二盏，煎至一盏，去宰，热服，临卧，近五更再煎服之，得睡更妙。本方以人参、黄芪甘温而补脾胃，益中气；甘草甘缓以和脾胃；葛根、升麻、蔓荆子轻扬升发，能入阳明，鼓舞胃气，上达头目。中气足，清阳升，则九窍通利，耳聪目明。其中蔓荆子，《神农本草经》谓其"明目"，《名医别录》谓其治"目泪出"，《珍珠囊》谓其"除昏暗"。目为肝窍，耳为肾窍，用白芍敛阴和血柔肝，黄柏补肾生水，清热坚肾，此二药平肝补肾。诸药合用共达益气升阳、聪耳明目的功效。

《东垣试效方》中的烦躁发热论有如下论述：

《黄帝针经·五乱》云：气乱于心则烦，心嘿嘿俯首静伏云云。气在于心者，取手少阴心主之。咳嗽、烦冤者，是肾气之逆也。烦冤者，取足少阴。又云：烦冤者，取足太阴。仲景分之为二：烦也，躁也。盖火入于肺为烦，入于肾为躁。躁烦俱在于上。肾子通于肺母，大抵烦躁者，皆心火为之。心者，君火也。火旺则金烁水亏，唯火独存，故肺肾合而为烦躁焉。又脾经络于心中，心经起于脾中，二经相接，由热生烦。夫烦者，扰扰心乱，兀兀欲吐，怔忡不安；躁者，无时而热，冷汗自出，少时则止。《经》言阴躁者是也。仲景以栀子色赤而味苦入心，而治烦；以盐豉色黑而味咸，入肾而治躁，名栀子盐豉汤，乃神品之药也。若有宿食而烦者，栀子大黄汤主之。

又有虚热、实热、火郁而热者，如不能食而热，自汗气短者虚也，以甘寒之剂泻热补气。《经》言治热以寒，温而行之也。如能食而热，口舌干燥，大便难者，以辛苦大寒之剂下之，泻热补水。《经》云，阳盛阴虚，下之则愈。如阴覆其阳，火热不得伸，宜汗之。《经》云，体若燔炭，汗出而散者是也。凡治热者，当细分之，不可概论。

按：《素问·至真要大论》病机十九条，其中有"诸痛痒疮，皆属于心"，王冰注"心寂则痛微，心躁则痛甚，百端之起，皆自心生，痛痒疮疡，生于心也"。为什么百病从心火生呢？张子和说："百端之起，皆自心生。心者，火也，火生土之故也。"（《儒门事亲·服药一瘥转成他病说十》），如何治疗这种相火衰引起心火盛的病呢？张子和说："补肾水阴寒之虚，而泻心火阳热之实。"（《儒门事亲·刘河间先生三消论》）张氏又说："水湿未除，反增心火；火既不降，水反下注。"（《儒门事亲·卷三·饮当去水温补转剧论二十四》）水湿不化是由于三焦相火衰弱。相火衰弱、三焦元气不足是导致心火亢盛的主要原因，故欲降心火必须升发少阳之气。

《素问·刺热论》说："热病先胸胁痛，手足躁，刺足少阳，补足太阴。"阴火——心火起于胸中也，病起于少阳太阴，故治少阳太阴。又说："热病始手臂痛者，刺手阳明太阴而汗出止。热病始于头首者，刺项太阳而汗出止。热病始于足胫者，刺足阳明而汗出止。热病先身重，骨痛，耳聋，好瞑，刺足少阴，病甚为五十九刺。热病先眩冒而热，胸胁满，刺足少阴少阳。"

阴火克肺金则手臂痛，故刺手阳明大肠经和手太阴肺经。阴火上炎则头项病，故刺足太阳经。阴火乘脾土则冲脉热，冲脉走足阳明经和足少阴经，走足阳明经则胫病而刺足阳明，走足少阴经则身重、骨痛、耳聋、好瞑，而刺足少阴。阴火起于心则胸胁痛，炎上则先眩冒热上，故"刺足少阴少阳"也，以"少阳属肾，肾上连肺"也。火炎上就燥，湿流下积水，同声相应，同气相求，乃遵《黄帝内经》之旨也。

二、阴火伏血脉

心包络主血脉，心包络多阴火，而百脉一宗，火伏百脉而发病，故《金匮要略》设百合狐惑阴阳毒病证治一节，谓：

百合病者，百脉一宗，悉致其病也。意欲食复不能食，常默默，欲卧不能卧，欲行不能行，饮食或有美时，或有不用闻食臭时，如寒无寒，如热无热，口苦，小便赤，诸药不能治，得药则剧吐利，如有神灵者，身形如和，其脉微数。每溺时头痛者，六十日乃愈；若溺时头不痛，淅然者，四十日愈；若溺快然，但头眩者，二十日愈。其证或未病而预见，或病四五日而出，或病二十日，或一月微见者，各随证治之。

百合病是心火——阴火伏于血脉之病，口苦、小便赤、脉微数是其主症。但心包络血脉阴火之形成是由于少阳相火不足脾胃阳虚造成的，所以会有"意欲食复不能食，常默默，欲卧不能卧，欲行不能行，饮食或有美时，或有不用闻食臭时，如寒无寒，如热无热"诸症出现。此病在于手厥阴心包络和足厥阴肝的血脉。阴火病起于手少阴心，先入手厥阴心包络血脉，然后注入百脉，百脉一宗，流入五脏六腑四肢百骸。《素问·调经论》说："五脏之道，皆出于经隧，以行血气，血气不和，百病乃变化而生，是故守经隧焉。"五脏受血渠道，都来自血脉，血脉中流着血气，血气失常则百病生，所以要守好血脉。

《灵枢·经脉》说：

心主手厥阴心包络之脉，起于胸中，出属心包络，下膈，历络三焦；其支者，循胸出胁，下腋三寸，上抵腋，下循臑内，行太阴少阴之间，入肘中，下循臂行两筋之间，入掌中，循中指出其端；其支者，别掌中，循小指次指出其端。是动则病手心热，臂肘挛急，腋肿，甚则胸胁支满，心中澹澹大动，面赤目黄，喜笑不休。是主脉所生病者，烦心心痛，掌中热。

肝足厥阴之脉，起于大指丛毛之际，上循足跗上廉，去内踝一寸，上踝八寸，交出太阴之后，上腘内廉，循股阴入毛中，环阴器，抵少腹，夹胃属肝络胆，上贯膈，布胁肋，循喉咙之后，上入颃颡，连目系，上出额，与督脉会于巅；其支者，从目系下颊里，环唇内；其支者，复从肝别贯膈，上注肺。是动则病腰痛不可以俯仰，丈夫㿉疝，妇人少腹肿，甚则嗌干，面尘脱色。是主肝所生病者，胸满呕逆飧泄，狐疝遗溺闭癃。

阴火伏血脉则百脉病，厥阴肝经上走头，下走阴器，故有头与小便的关系。中走咽喉，肝开窍于目，故有狐惑病，谓"狐惑之为病，状如伤寒，默默欲眠，目不得闭，卧起不安，蚀于喉为惑，蚀于阴为狐，不欲饮食，恶闻食臭，其面目乍赤、乍黑、乍白。蚀于上部则声喝（一作嗄）""病者脉数，无热微烦，默默但欲卧，汗出，初得之三四日，目赤如鸠眼"。阴火病是阴火炎上走血脉而下寒湿，故有阴阳毒病，谓"阳毒之为病，面赤斑斑如锦文，咽喉痛，唾脓血。五日可治，七日不可治，升麻鳖甲汤主之。阴毒之为病，面目青，身痛如被杖，咽喉痛。五日可治，七日不可治，升麻鳖甲汤去雄黄、蜀椒主之"。

其实血中伏火，《金匮要略》有肺痿、肺痈等。

《灵枢·经脉》记载，"脾足太阴之脉……夹咽，连舌本，散舌下；其支者……注心中。是动则病舌本强……是主脾所生病者，舌本痛""心手少阴之脉……是主心所生病者……掌中热痛"，且心开窍于舌，"心主手厥阴心包络之脉……是动则病手心热……是主脉所生病者，烦心心痛，掌中热""肾足少阴之脉……是主肾所生病者，口热舌干，咽肿上气，嗌干及痛，烦心心痛……足下热而痛"，所以阴火病会有舌痛肿不知味、咽喉痛及心热、胸部膻中汗出、手掌热、足掌热的五心热证。

三、心火克肺

心火旺则克肺金。《素问·刺热论》说："肺热病者，先淅然厥，起毫毛，恶风寒，舌上黄，身热。热争则喘咳，痛走胸膺、背，不得太息，头痛不堪，汗出而寒。"肺主气，肺热则伤气，肺气虚不得捍卫皮毛则恶风寒、手足凉。肺主天气，胃、小肠、大肠、三焦、膀胱等肺气主之，肺气不化，湿热聚则苔黄、身热。火克金则咳，肺气郁则喘。胸膺为背之腑，肺之天气主之，肺气郁则胸膺背痛。热闭于肺则不得太息。肺气膹郁，热不得泄，直上冲脑则头痛不堪。肺热腠理开而热泄，卫气虚不卫外则寒。

四、阴火与郁火的区别

李东垣既讲阴火，亦讲郁火，那么阴火与郁火有什么区别呢？现在阐述于下。

1. 郁火

郁火，一般指少阳相火内郁，或少阴心火内郁，此郁火容易乘于脾土，为热中。人身体表寒水或凉燥之气束表，不得汗出，或但头颈汗出，身无汗，阳气怫郁在表，如桂枝麻黄各半汤；或手足厥冷郁闭，阳气郁滞在里，如四逆散证；或少阳郁于脾土之中的升阳散火汤证、火郁汤证等，或寒燥克、刑心火而心火内郁。这是实证，需要"火郁发之"泻火。

李东垣在《兰室秘藏》说火郁汤"治五心烦热，是火郁于地中，四肢者，脾土也，心火下陷于脾土之中，郁而不得伸，故《经》云'火郁发之'"；说升阳散火汤"治男子妇人四肢发热，肌热，筋痹热，骨髓中热，发困，热如燎，扪之烙手，此病多因血虚而得之。或胃虚过食冷物，抑遏阳气于脾土，火郁则发之"。

2. 阴火

阴火，指心血亏虚引起的心火，李东垣把这种血亏导致的心火称为阴火，是"血中伏火"，伏于心包络血脉之中。这是虚证，需要滋补津血泻阴火。李东垣在《兰室秘藏》说熟干地黄丸条"治血弱阴虚不能着心，致心火旺，阳火甚，瞳子散大，少阴为火，君主无为，不行其令，相火代之，兼心包络之脉出心系，分为三道：少阳相火之体无形，其用在其中矣。火盛则令母实，乙木肝旺是也；心之脉夹于目系，肝连目系；况手足少阳之脉同出耳中，至耳上角，斜起于目外眦，风热之盛，亦从此道而来，上攻头目，致偏头肿闷，瞳子散大，视物则花，此目血虚阴弱故也。法当养血、凉血、益血，收火之散大，除风之热则愈矣"。安神丸、熟干地黄丸才是治阴火的专方。

心包络血脉伏阴火，舌色必紫。《温热经纬·叶香岩外感温热》说："热传营，舌色必绛。绛，深红色也。初传，绛色中兼黄白色，此气分之邪未尽也，泄卫透营，两和可也。纯绛鲜色者，包络受病（唐本作"邪"）也，宜犀角、鲜生地、连翘、郁金、石菖蒲等（唐本此下有"清泄之"三字）。

延之数日，或平素心虚有痰，外热一陷，里络就（唐本作"即"）闭，非菖蒲、郁金等所能开，须用牛黄丸、至宝丹之类以开其闭，恐其昏厥为痉也。再色绛而舌中心干者，乃心胃火燔，劫烁津液，即黄连、石膏，亦可加入。若烦渴烦热，舌心干，四边色红，中心或黄、或白者，此非血分也。乃上焦气热烁津，急用凉膈散，散其无形之热，再看其后转变可也。慎勿用血药，以滋腻难散。

至舌绛望之若干，手扪之原有津液，此津亏湿热熏蒸，将成浊痰，蒙闭心包也。热已入营则舌色绛，胃火烁液则舌心干，加黄连、石膏于犀角、生地等药中，以清营热而救胃津，既白虎加生地之例也。其舌四边红而不绛，中兼黄白而渴，故知其热不在血分，而在上焦气分，当用凉膈散清之。勿用血药引入血分，反难解散也。

盖胃以通降为用，若营热蒸其胃中浊气成痰，不能下降，反上熏而蒙蔽心包。望之若干，扪之仍湿者，是其先兆也。再有热传营血，其人素有瘀伤宿血在胸膈中，夹热而搏（唐本无此四字）。其舌色必紫而暗，扪之湿，当加入散血之品，如琥珀、丹参、桃仁、丹皮等。

不尔，瘀血与热为伍，阻遏正气，遂变如狂、发狂之证。若紫而肿大者，乃酒毒冲心。若紫而干晦者，肾肝色泛也，难治。舌色绛而上有黏腻，似苔非苔者，中夹秽浊之气，急加芳香逐之。舌绛欲伸退场门而抵齿，难骤伸者，痰阻舌根，有内风也。舌绛而光亮，胃阴亡也。急用甘凉濡润之品。

若舌绛而干燥者，火邪劫营，凉血清火为要。舌绛而有碎点白黄者，当生疳也。大红点者，热毒乘心也。用黄连、金汁。其有虽绛而不鲜，干枯而痿者，肾阴涸也。急以阿胶、鸡子黄、地黄、天冬等救之。缓则恐涸极而无救也。其干独在舌心舌尖，又有热邪在心兼胃之别。尖独干，是心热。其热在气分者必渴，以气热劫津也。

热在血分，其津虽耗，其气不热，故口干而不渴也。多饮能消水者为渴，不能多饮，但欲略润者为干。又如血分无热而口干者，是阳气虚不能生化津液，与此大不同也。再舌苔白浓而干燥者，胃燥气伤也，滋润药中加甘草，令甘守津还之意。舌白而薄者，外感风寒也，当疏散之。若白干薄（唐本作"白薄而干"）者，肺津伤也，加麦冬、花露、芦根汁等轻清之品，为上者上之也。

若白苔绛底（唐本作"苔白而底绛"）者，湿遏热伏也。当先泄湿透热，防其就（唐本作"即"）干也。勿忧之（唐本作"此可勿忧"），再从里（唐本下有"而"字）透于外，则变润矣。初病，舌就（唐本作"即"）干，神不昏者，急加养正透邪之药。若神已昏，此内匮矣（唐本"矣"字在下句之末），不可救药。又不拘何色，舌上生芒刺者，皆是上焦热极也。当用青布拭冷薄荷水揩之。即去者轻，旋即生者险矣。

生芒刺者，苔必焦黄或黑。无苔者，舌必深绛。其苔白或淡黄者，胃无大热，必无芒刺。或舌尖、或两边，有小赤瘰，是营热郁结，当开泄气分以通营清热也。上焦热极者，宜凉膈散主之。又不拘何色，舌上生芒刺者，皆是上焦热极也。当用青布拭冷薄荷水揩之。即去者轻，旋即生者险矣。"

此虽言外感温病入营血，但阴火在心包络的舌色紫可以参阅。阴火伏血脉，也要参考在营、在血的差别。

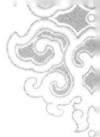

脾主营，胃主血，脾胃虚则营血虚，阴火最易伏营血，营血虚则神不足而神疲乏力，睡眠不佳。需要补中益气汤和安神丸同服。

3.李东垣的阴火与朱丹溪的阴虚的区别

李东垣阴火证是因为心血亏虚引起的，朱丹溪相火亢盛证是肾阴虚引起的，二者不可同语。

4.阴火与郁火血多少辨别

相对而言，郁火血多，阴火血少，那么如何辨别血之多少呢？《素问·调经论》说："血有余则怒，不足则恐。"

五、周痹

周痹是阴火行血分病。《灵枢·周痹》说：

周痹者，在于血脉之中，随脉以上，随脉以下，不能左右，各当其所……痛从上下者，先刺其下以遏之，后刺其上以脱之，痛从下上者，先刺其上以遏之，后刺其下以脱之。

六、阴火治则

阴火在血分，甚则形成火毒，治则是养血凉血解毒、活血化瘀，可以据此选方用药，如黄连阿胶汤、李东垣熟干地黄汤、李东垣凉血地黄汤、李东垣泻血汤、抵当汤等，注意虫类药的应用。

第十节　阳虚水湿下流肝肾

《灵枢·根结》说：

发于春夏，阴气少，阳气多，阴阳不调，何补何泻。发于秋冬，阳气少，阴气多；阴气盛而阳气衰，故茎叶枯槁，湿雨下归，阴阳相移，何泻何补。

李东垣在《脾胃论》中说：

大抵脾胃虚弱，阳气不能生长，是春夏之令不行，五脏之气不生。脾病则下流乘肾，土克水，则骨乏无力，是为骨蚀，令人骨髓空虚，足不能履地，是阴气重叠，此阴盛阳虚之证。

发于秋冬，阳气少，阴气多，阳气不能生长，是春夏之令不行，少阳三焦衰弱，脾不能运化水液，则下流于肾，肾主骨生髓，肾病则"骨髓空虚，足不能履地"。

《伤寒论·辨脉法》说：

中焦不治，胃气上冲，脾气不转，胃中为浊，荣卫不通，血凝不流。若卫气前通者，小便赤黄，与热相搏，因热作使，游于经络，出入脏腑，热气所过，则为痈脓。若阴气前通者，阳气厥微，阴无所使，客气内入，嚏而出之，声嗢咽塞，寒厥相追，为热所拥，血凝自下，状如豚肝，阴阳俱厥，脾气孤弱，五液注下。

中有脾胃阳虚，阳虚不能气化水湿则下流于肾，多太阴脾、少阴肾、厥阴肝三阴寒湿病证。

《金匮要略·水气病脉证并治》说：

肾水者，其腹大，脐肿腰痛，不得溺，阴下湿如牛鼻上汗，其足逆冷，面反瘦……寸口脉沉而迟，沉则为水，迟则为寒，寒水相搏。趺阳脉伏，水谷不化，脾气衰则鹜溏，胃气衰则身肿。少阳脉卑，少阴脉细，男子则小便不利，妇人则经水不通，经为血，血不利则为水，名曰血分……寸口沉而紧，沉为水，紧为寒，沉紧相搏，结在关元，始时当微，年盛不觉。阳衰之后，营卫相干，阳损阴盛，结寒微动，肾气上冲，喉咽塞噎，胁下急痛，医以为留饮而大下之，气击不去，其病不除。后重吐之，胃家虚烦，咽燥欲饮水，小便不利，水谷不化，面目手足浮肿。

《金匮要略·妇人杂病脉证并治》说：

妇人之病，因虚、积冷、结气，为诸经水断绝。至有历年，血寒积结胞门，寒伤经络，凝坚在上，呕吐涎唾，久成肺痈，形体损分；在中：盘结，绕脐寒疝，或两胁疼痛，与脏相连；或结热中，痛在关元，脉数无疮，肌若鱼鳞，时着男子，非止女身；在下：未多，经候不匀，冷阴掣痛，少腹恶寒，或引腰脊，下根气街，气冲急痛，膝胫疼烦，奄忽眩冒，状如厥癫，或有郁惨，悲伤多嗔，此皆带下，非有鬼神。久则羸瘦，脉虚多寒，三十六病，千变万端，审脉阴阳，虚实紧弦，行其针药，治危得安，其虽同病，脉各异源，子当辨记，勿谓不然。

这都是寒湿在下焦的病。

《脾胃论·胃虚脏腑经络皆无所受气而俱病论》有如下论述。

　　夫脾胃虚，则湿土之气溜于脐下（按：水湿下流则克肾、膀胱，阳气不升），肾与膀胱受邪。膀胱主寒，肾为阴火，二者俱弱，润泽之气不行。大肠者庚也，燥气也，主津；小肠者丙也，热气也，主液。此皆属胃，胃虚则无所受气而亦虚，津液不濡，睡觉口燥咽干，而皮毛不泽也。甲胆，风也，温也，主生化周身之血气；丙小肠，热也，主长养周身之阳气。亦皆禀气于胃，则能浮散也，升发也。胃虚则胆及小肠温热生长之气俱不足，伏留于有形血脉之中，为热病，为中风（按：知中风之源乎？），其为病不可胜纪（按：心火乘于土而伤脾胃气，即是伤三焦，三焦伤即元气不足），青、赤、黄、白、黑五腑皆滞。三焦者，乃下焦元气生发之根蒂，为火乘之，是六腑之气俱衰也。

　　腑者，府库之腑，包含五脏及形质之物而藏焉。且六腑之气，外无所主，内有所受，感天之风气而生甲胆，感暑气而生丙小肠，感湿化而生戊胃，感燥气而生庚大肠，感寒气而生壬膀胱，感天一之气而生三焦，此实父气无形也。风、寒、暑、湿、燥、火，乃温、热、寒、凉之别称也，行阳二十五度。右迁而升浮降沉之化也，其虚也，皆由脾胃之弱。

　　木旺运行北越（按：越，《说文》训度，《集韵》训坠。即肝木落入肾水之中。木旺而令其母肾实，加之湿气下流入肾，肾水得肝木之助，侮克脾土），左迁入地，助其肾水，水得子助，入脾为痰涎，自入为唾，入肝为泪，入肺为涕，乘肝木而反克脾土明矣。当先于阴分补其阳气升腾，行其阳道而走空窍，次加寒水之药降其阴火，黄柏、黄连之类是也。先补其阳，后泻其阴，脾胃俱旺而复于中焦之本位，则阴阳气平矣。

　　《兰室秘藏·小儿门》有如下论述。

　　夫瘢疹始出之证，必先见面燥腮赤，目胞亦赤，呵欠烦闷，乍凉乍热，咳嗽嚏喷，足稍冷，多睡惊，并疮疹之证。或生脓疱，或生小红瘢，或生瘾疹，此三等不同，何故俱显上证而后乃出？盖以上诸证，皆太阳寒水起于右肾之下，煎熬左肾，足太阳膀胱寒水夹脊逆流，上头下额，逆手太阳丙火不得传导，逆于面上，故显是证。盖壬癸寒水克丙丁热火故也。诸瘢证皆从寒水逆流而作也，医者当知此理，乃敢用药。夫胞者，一名赤宫，一名丹田，一名命门，主男子藏精施化，妇人系胞有孕，俱为生化之源，非五行也，非水亦非火，此天地之异名也，象坤土之生万物也。夫人之始生也，血海始净，一日、二日精胜其血，则为男子，三日、四日、五日血脉已旺，精不胜血，则为女子。二物相搏，长生先身，谓之神，又谓之精。道释二门言之，本来面目是也。其子在腹中十月之间，随母呼吸，呼吸者，阳气也，而生动作，滋益精气神，饥则食母血，渴则喝母血，儿随日长，皮肉、筋骨、血脉、形气俱足。十月降生，口中尚有恶血，啼声一发，随吸而下，此恶血复归命门胞中，僻于一隅，伏而不发，直至因内伤乳食，湿热之气下流，合于肾中，二火交攻，致营气不从，逆于肉理，恶血乃发。诸癍疹皆出于膀胱壬水，其疮后聚肉理，归于阳明，故三番癍始显之证，皆足太阳壬膀胱克丙小肠。其始出皆见于面，终归于阳明肉理，热化为脓者也。二火炽甚，反胜寒水，遍身俱出，此皆出从足太阳传变中来也。当外发寒邪，使令消散，内泻二火，不令交攻，其中令湿气上归，复其本位，可一二服立已，仍令小儿以后再无二番癍出之患，此《内经》之法，览者详之。

按：皆因湿气下流于肾所致。

固真九　治白带久下不止，脐腹冷痛，阴中亦然。目中溜火，视物晾晾然无所见。齿皆恶热饮痛，须得黄连细末擦之乃止。唯喜干食，大恶汤饮，此病皆寒湿乘其胞内，故喜干而恶湿。肝经阴火上溢走于标，故上壅而目中溜火。肾水侵肝而上溢，致目而无所见。齿恶热饮者，是阳明经中伏火也。治法当大泻寒湿，以丸药治之。故曰寒在下焦治宜缓，大忌汤散，以酒制白石脂、白龙骨以枯其湿，炮干姜大热辛泻寒水，以黄柏之大寒为因用，又为向导。故云"古者虽有重罪，不绝人之后"，又为之"伏其所主，先其所因"之意，又泻齿中恶热饮也。以柴胡为本经之使，以芍药五分导之。恐辛热之药大甚，损其肝经，故微泻之以当归身之辛温，大和其血脉，此用药之法备矣。

黄柏（酒洗）、白芍药，以上各五分；柴胡、白石脂（火烧赤，水飞，细研，日干），以上各一钱；白龙骨（酒煮，日干，水飞为末）、当归（酒洗），以上各二钱；干姜（炮）四钱。

上件除龙骨、白石脂水飞研外，同为细末，水煮面糊为丸，如鸡头仁大，日干，空心，多用白沸汤下。无令胃中停滞，待少时以早饭压之，是不令热药犯胃。忌生冷硬物、酒湿面。（《兰室秘藏·妇人门》）

按：水湿下流于肾，则肾水侵肝，致肝肾同病，所谓"下焦风寒合病"也，"非风药行经则不可……宜升举发散以除之"。此病多弦紧沉脉、弦长脉，易生肾炎、膀胱炎、骨病等。

《灵枢·五癃津液别》说："五谷之津液，和合而为膏者，内渗入于骨空，补益脑髓，而下流于阴股。阴阳不和，则使液溢而下流于阴，髓液皆减而下，下过度则虚，虚故腰背痛而胫酸。阴阳气道不通，四海闭塞，三焦不泻，津液不化，水谷并行肠胃之中，别于回肠，留于下焦，不得渗膀胱，则下焦胀，水溢则为水胀，此津液五别之逆顺也。"

少阳不足，太阴不化，水谷一来不能生化成营卫血气——神，二来水谷并行肠胃流于下焦为下焦胀满，或下肢浮肿。《素问·缪刺论》说："邪客于足太阴之络，令人腰痛，引少腹控䏚，不可以仰息，刺腰尻之解，两胂之上，是腰俞，以月死生为痏数，发针立已，左刺右，右刺左。"此乃脾湿引发腰痛。

一、水湿侮脾土

《脾胃论·脾胃盛衰论》说：

所不胜乘之者，水乘木之妄行而反来侮土，故肾入心为汗，入肝为泣，入脾为涎，入肺为痰、为嗽、为涕、为嚏，为水出鼻也。

一说，下元土盛克水，致督、任、冲三脉盛，火旺煎熬，令水沸腾，而乘脾肺，故痰、涎、唾出于口也。下行为阴汗，为外肾冷，为足不任身，为脚下隐痛。

或水附木势而上为眼涩，为眵，为冷泪，此皆由肺金之虚而寡于畏也。

肾水反来侮土，所胜者妄行也。作涎及清涕，唾多，溺多，而恶寒者是也。土火复之，及二脉（按：二脉指脾土和心火）为邪，则足不任身，足下痛，不能践地，骨之无力，喜睡，两丸冷，腹阴阴而痛，妄闻，妄见，腰、脊、背、胂皆痛。

干姜（君），白术（臣），苍术（佐），附子（佐，炮，少许），肉桂（佐，去皮，少许），川乌头（臣），茯苓（佐），泽泻（使），猪苓（佐）。

按：土克水，故脾土是肾水的"所胜"。今脾虚土不能克水，所以肾水乘木妄行反来侮土。肾水泛溢，入脾为口涎，入肺为清涕，入肝为泪，自入为唾液多，尿多，而且怕冷。

肾水妄行，上克心火，下侮脾土，日久则郁发，而土、火来复则脾土和心火二脉为邪，症见湿热足不任身，足下痛，不能践地，骨之无力，喜唾，两丸冷，腹阴阴而痛，妄闻（幻听），妄见（幻视），腰、脊、背、胂皆痛。

故用干姜、附子、乌头、肉桂扶阳，白术、苍术健脾化湿，茯苓、猪苓、泽泻、白术、桂之五苓散利水。

《医学发明》有如下论述。

夫脾胃之证，始则热中，终则寒中。阴盛生内寒，厥气上逆，寒气积于胸中，是肾水反来侮土，此所谓胜者妄行也。作中满腹胀，作涎，作清涕，或多溺，足下痛不能任身履地，骨乏无力，喜唾，两丸多冷，时作阴阴而痛，或妄见鬼状，梦亡人，腰、背、胛、眼、腰脊皆痛，而不渴不泻，不渴不泻则温气去，寒独留，寒独留则血凝涩，血凝涩则脉不通，故其脉盛大以涩，曰寒中。当以白术附子汤主之。

白术附子汤

白术、附子（炮，去皮脐）、苍术、陈皮、厚朴（姜制）、半夏（汤洗七次）、茯苓、泽泻、猪苓（去皮）半两，肉桂四钱。

上件锉如麻豆大，每服半两，水三盏，生姜三片，同煎至一盏。去滓，食前温服。量病人虚实，加减多少。

按：白术、茯苓、泽泻、猪苓、桂为五苓散，半夏、陈皮、生姜、茯苓属于二陈汤，苍术、厚朴、陈皮属于平胃散，另加附子祛寒。湿盛，故去甘草。

二、水湿射肺

《金匮要略·痰饮咳嗽病脉证并治》说：

咳逆倚息，不得卧，小青龙汤主之。

青龙汤下已，多唾口燥，寸脉沉，尺脉微，手足厥逆，气从小腹上冲胸咽，手足痹，其面翕热如醉状，因复下流阴股，小便难，时复冒者；与茯苓桂枝五味甘草汤，治其气冲。

桂苓五味甘草汤方

茯苓四两　桂枝四两（去皮）　甘草三两（炙）　五味子半升

上四味，以水八升，煮取三升，去滓，分三温服。

冲气即低，而反更咳，胸满者，用桂苓五味甘草汤去桂，加干姜、细辛，以治其咳满。

苓甘五味姜辛汤方

茯苓四两　甘草三两　干姜三两　细辛三两　五味半升

上五味，以水八升，煮取三升，去滓，温服半升，日三。

咳满即止，而更复渴，冲气复发者，以细辛、干姜为热药也。服之当遂渴，而渴反止老，为支饮也。支饮者，法当冒，冒者必呕，呕者复内半夏，以去其水。

桂苓五味甘草去桂加姜辛夏汤方

茯苓四两　甘草三两　细辛二两　干姜二两　五味子　半夏各半升

上六味，以水八升，煮取三升，去滓，温服半升，日三。

水去呕止，其人形肿者，加杏仁主之。其证应内麻黄，以其人逐痹，故不内之。若逆而内之者，必厥。所以然者，以其人血虚，麻黄发其阳故也。

苓甘五味加姜辛半夏杏仁汤方

茯苓四两　甘草三两　五味半升　干姜三两　细辛三两　半夏半升　杏仁半升（去皮尖）

上七味，以水一斗，煮取三升，去滓，温服半开，日三。

若面热如醉，此为胃热上冲熏其面，加大黄以利之。

苓甘五味加姜辛半杏大黄汤方

茯苓四两　甘草三两　五味半升　干姜三两　细辛三两　半夏半升　杏仁半升　大黄三两

上八味，以水一斗，煮取三升，去滓，温服半升，日三。

按：阳虚有水饮，水湿射肺，故见咳嗽、胸满、呕吐，甚至有冲气上逆，与茯苓桂枝五味甘草汤、苓甘五味姜辛汤、桂苓五味甘草去桂加姜辛夏汤等分别治之。脾胃虚弱，土不生金，右脉口脉多无力；心有阴火，左脉口寸脉多浮；阴火克肺金则右脉口寸脉也会浮。阴火上冲，面热如醉则加大黄清火泄热。

《脾胃论·饮食劳倦所伤始为热中论》说：

先病热中证者，冲脉之火附二阴之里，传之督脉。督脉者，第二十一椎下长强穴是也。与足太阳膀胱寒气为附经督脉，其盛也，如巨川之水，疾如奔马，其势不可遏。太阳寒气，细细如线，逆太阳，寒气上行，冲顶入额，下鼻尖，入手太阳于胸中。手太阳者，丙，热气也；足膀胱者，壬，寒气也。壬能克丙，寒热逆于胸中，故脉盛大。其手太阳小肠热气不能交入膀胱经者，故十一经之盛气积于胸中，故其脉盛大。其膀胱逆行，盛之极，子能令母实

（按：又是大胜大复问题），手阳明大肠经，金，即其母也，故燥旺，其燥气夹子之势，故脉涩而大便不通。以此言脉盛大以涩者，手阳明大肠脉也。

按：冲脉为太极之脉，脾胃热中，必冲脉有火，督、任、冲三脉同源，故能传之督、任二脉。督脉与足太阳膀胱经并行，上行头入手太阳小肠经于胸中，故"寒热逆于胸中"而"脉盛大"，盛大即洪大，所谓"脾证始得，则气高而喘，身热而烦，其脉洪大""盖阴火上冲，则气高而喘，身烦热，为头痛，为渴，而脉洪大"，是寸脉洪大。另外，膀胱寒气盛极则实母燥金，寒燥之气结于下，故令"脉涩而大便不通"。

丙丁属南方火，丁属心，丙属小肠。壬癸属北方水，壬属膀胱，癸属肾。这是五方正位的天干属性，与运气理论中的天干属性不同。

草豆蔻丸

治脾胃虚而心火乘之，不能滋荣上焦元气，遇冬肾与膀胱之寒水旺时，子能令母实，致肺金大肠相辅而来克心乘脾胃（按：此病很多，冬天寒水旺，实母则肺大肠燥金与寒水合邪克心火，及反乘脾胃土。下流之水湿与冬寒水合邪夹燥金反来侮土，而火木受邪），此大复其仇也。经云：大胜必大复。故皮毛、血脉、分肉之间，元气已绝于外，又大寒、大燥二气并乘之，则苦恶风寒，耳鸣，及腰背相引胸中而痛，鼻息不通，不闻香臭，额寒脑痛，目时眩，目不欲开，腹中为寒水反乘，痰唾沃沫，食入反出，腹中常痛，及心胃痛，胁下急缩，有时而痛，腹不能努，大便多泻而少秘，下气不绝，或肠鸣，此脾胃虚之极也。胸中气乱，心烦不安，而为霍乱之渐。膈咽不通，噎塞，极则有声，喘喝闭塞。或日阳中，或暖房内稍缓，口吸风寒则复作。四肢厥逆，身体沉重，不能转侧，头不可以回顾，小便溲而时躁。此药主秋冬寒凉，大复气之药也。

泽泻一分（小便数减半），柴胡二分或四分（须详胁痛多少用），神曲、姜黄各四分，当归身、生甘草、熟甘草、青皮各六分，桃仁（汤洗，去皮尖）七分，白僵蚕、吴茱萸（汤洗去苦烈味，焙干）、益智仁、黄芪、陈皮、人参各八分，半夏一钱（汤洗七次），草豆蔻仁一钱四分（面裹烧，面熟为度，去皮用仁），麦蘗（面炒黄）一钱五分。

上件一十八味，同为细末，桃仁另研如泥，再同细末一处研匀，汤浸蒸饼为丸，如梧桐子大，每服三五十丸，熟白汤送下，旋斟酌多少。（《脾胃论·脾胃损在调饮食适寒温》）

神圣复气汤

治复气乘，冬足太阳寒气、足少阴肾水之旺，子能令母实，手太阴肺实，反来侮土，火木受邪，腰背胸膈闭塞，疼痛，善嚏，口中涎，目中泣，鼻中流浊涕不止，或如息肉，不闻香臭，咳嗽痰沫，上热如火，下寒如冰。（按：神圣复气汤是草豆蔻汤的进一步发展，出现"上热如火，下寒如冰"的症状。故用四逆汤加草豆蔻、橘皮治其下寒湿。半夏、白葵花、郁李仁导湿浊下行。人参、黄芪、当归、甘草补益气血。酒生地黄、酒黄柏、酒黄连清上火。羌活、防风、藁本、细辛、川芎、蔓荆子、升麻及柴胡升清、祛湿、散风热、利头窍）头作阵痛，目中流火，视物䀮䀮，耳鸣耳聋，头并口鼻或恶风寒，喜日阳，夜卧不安，常觉痰塞，膈咽不通，口失味，两胁缩急而痛，牙齿动摇不能嚼物，阴汗出，前阴冷，行步欹侧，起居艰难，掌中寒，风痹麻木，小便数而昼多夜频，而欠，气短喘喝，少气不足以息，卒遗失无度。妇人白带，阴户中大痛，牵心而痛，黧黑失色；男子控睾牵心腹，阴阴而痛，面如赭色，食少，大小便不调，烦心霍乱，逆气里急而腹皮色白，后出余气，腹不能努，或肠鸣，膝下筋急，肩胛大痛，此皆寒水来复火土之仇也。（按：阳虚则水湿下流于肾，至冬寒则寒湿加重，寒盛则燥而肺金系统实，寒燥不但"侮土"，而且寒克心火，燥金克肝木，是"火木受邪"。这不是离位的相火，更不是假热，是实实在在的心火）

黑附子（炮裹，去皮脐）、干姜（炮，为末），以上各三分；防风（锉如豆大）、郁李仁（汤浸去皮尖，另研如泥）、人参，以上各五分；当归身（酒洗）六分；半夏（汤泡七次）、升麻（锉），以上各七分；甘草（锉）、藁本，以上各八分，柴胡（锉如豆大）、羌活（锉如豆大），以上各一钱，白葵花三朵（去心细剪入）。

上件药都一服，水五盏，煎至二盏，入：

橘皮五分；草豆蔻仁（面裹烧熟，去皮）、黄芪，以上各一钱。

上件入在内，再煎至一盏，再入下项药：

生地黄二分（酒洗）；黄柏（酒浸）、黄连（酒浸）、枳壳，以上各三分。

以上四味，预一日另用新水浸，又以：

细辛二分；川芎（细末）、蔓荆子，以上各三分。

预一日用新水半大盏，分作二处浸。此三味并黄柏等煎正药作一大盏，不去渣，入此浸者药，再上火煎至一大盏，去渣，稍热服，空心。又能治啮频、啮唇、啮舌、舌根强硬等证，如神。忌肉汤，宜食肉，不助经络中火邪也。大抵肾并膀胱经中有寒，元气不足者，皆宜服之。（《脾胃论·脾胃损在调饮食适寒温》）

三、水湿克心伤脾为水气病、水饮病、蓄水证

寒邪伤人阳气首犯太阳心，寒邪伤阳，水湿内停，伤及心阳。《伤寒论》第82条：

太阳病发汗，汗出不解，其人仍发热，心下悸，头眩，身瞤动，振振欲擗地者，真武汤主之。

太阳病中的真武汤是针对太阳病发汗后太阳心阳虚的。心阳虚导致水饮内停，出现诸如"心悸，头眩，身瞤动"症状。所以大家看到真武汤不能仅仅想到肾阳虚，况且肾阳虚的本质是少阳三焦衰弱，《灵枢·本输》说"少阳属肾"，即是此理。太阳寒水克心火，所以在外感病当中，更多见到的是心病。临床实践当中，有心脏病基础的患者，外感后出现心衰的例子比比皆是，便是明证。

《伤寒论》第67条：

伤寒若吐、若下后，心下逆满，气上冲胸，起则头眩，脉沉紧，发汗则动经，身为振振摇者，茯苓桂枝白术甘草汤主之。

伤寒误治后损伤阳气导致阳不化气、水饮内停，"心下逆满，气上冲胸，起则头眩"皆为水饮之征象。《金匮要略·痰饮咳嗽病脉证并治》："心下有痰饮，胸胁支满，目眩，苓桂术甘汤主之。""夫短气有微饮，当从小便去之，苓桂术甘汤主之。"水饮当在中焦（心下）为主，也可波及上焦胸胁部以及下焦。脉沉说明病位在里，脉紧说明有寒饮。治疗不宜发汗，宜用苓桂术甘汤温中化饮利水。

《伤寒论》

第71条：太阳病，发汗后，大汗出，胃中干，烦躁不得眠，欲得饮水者，少少与饮之，令胃气和则愈。若脉浮，小便不利，微热消渴者，五苓散主之。

第72条：发汗已，脉浮数，烦渴者，五苓散主之。

第73条：伤寒，汗出而渴者，五苓散主之。

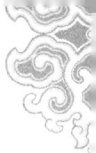

《素问·气厥论》说："胞移热于膀胱，则癃、溺血。"癃即小便不利。此"胞"当指心包络，心包络与三焦相表里，心包络"下膈，历络三焦"。《灵枢·本输》说"少阳三焦属膀胱"。少阳三焦从而构成了心、心包络与膀胱之间的距离联系。

《灵枢·五癃津液别》说："天寒则腠理闭，气湿不行，水下留于膀胱，则为溺与气。""阴阳气道不通，四海闭塞，三焦不泻，津液不化，水谷并行肠胃之中，别于回肠，留于下焦，不得渗膀胱，则下焦胀，水溢则为水胀，此津液五别之逆顺也。"

寒则伤表之太阳，少阳三焦主腠理而合膀胱。寒伤太阳心之表部，顺传至少阳而入膀胱，膀胱气化不利而为蓄水证，可用五苓散温阳散寒、通利小便。无论是热还是寒，其理一也。癃和溺血的治疗其本在心与心包络，其标为膀胱。

四、水湿泛滥伤及肝木

生理上讲，水能生木，但是水湿泛滥又反过来影响木气的生发，即春生之气受到影响，肝郁而水停。木不及则"民病中清，胠胁痛，少腹痛，肠鸣、溏泄"（《素问·气交变大论》），以扶助少阳相火为要务，可用《辅行诀脏腑用药法要》之大小补肝汤治疗，同时辨证应用温阳利水方药以治标。

第十一节　阳虚三联证

一、阳虚三联证的传变规律

三联证形成的关键是少阳相火不足，脾胃气虚。李东垣《脾胃论》说"脾胃不足之源，乃阳气不足""大抵脾胃虚弱，阳气不能生长，是春夏之令不行"，即少阳相火阳气不足。《素问·生气通天论》不但数言外感伤阳气，劳作情志也伤阳气，谓"阳气者，烦劳则张，精绝，辟积于夏，使人煎厥。目盲不可以视，耳闭不可以听，溃溃乎若坏都，汩汩乎不可止""阳气者，大怒则形气绝而血菀于上，使人薄厥""阳气固，虽有贼邪，弗能害也……失之则内闭九窍，外壅肌肉，卫气散解，此谓自伤，气之削也"。会有以下几方面病变：

一是不能生化营卫血气，阳不生阴不长，水谷精微不能上奉于手少阴心而心火——阴火起，手厥阴心包络血脉多阴火伏血脉，百脉一宗，各种血脉和血液病丛生。其过程是，首先脾不生血→肝血虚不柔→心血亏起阴火→阴火伏心包络血脉→克肺、炎上、循环系统。

二是脾胃气虚，宗气不足，《素问·平人气象论》说："胃之大络，名曰虚里，贯膈络肺，出于左乳下，其动应衣（手），脉宗气也。"《灵枢·邪客》说："宗气积于胸中，出于喉咙，以贯心脉，而行呼吸。"《灵枢·刺节真邪》说："宗气留于海，其下者注于气街，其上者走于息道。故厥在于足，宗气不下，脉中之血，凝而留止。"宗气一方面上出于肺，循喉咙而走息道，推动呼吸；另一方面贯注心脉，推动血脉运行，宗气不足则血脉运行失常会产生血脉凝滞、血脉凝结等，过程是脾气虚→宗气虚→血运失常→胸闷、血凝、气滞。

三是脾胃不足则真气不足。《灵枢·刺节真邪》说："真气者，所受于天，与谷气并而充身（者）也。"经文说天气和谷气合为真气，神也是天气和谷气生成，可知真气、神气都与天气有关，故《灵枢·邪客》说"如是者，邪气得去，真气坚固，这是谓因天之序"，因与天序有关，故要按时序"四气调神"、调真气。《素问·离合真邪论》说："真气者，经气也。"真气走经脉，神气也走经脉365穴。《素问·上古天真论》说："恬淡虚无，真气从之。"《素问·评热病论》说："真气上逆，故口苦舌干，卧不得正偃，正偃则咳出清水也。"《素问·离合真邪论》说："候邪不审，大气已过，泻之则真气脱，脱则不复。"这是真气发病。

由上述可知，宗气失常病多在血脉，真气失常病多在经脉。

四是脾不能输精于肺，肺虚不能朝百脉，不能通调水道，会产生血道、水道、气道等病。脾不输肺→肺不朝百脉（血道）、肺不通调水道（水道）→气滞（气道）。

五是脾胃阳虚，水湿下流于下焦、肾，水饮停聚，寒湿盛，水饮或泛溢周身，或痰饮，或奔豚，或犯心而见上面《素问·五常致大论》说的病变，或射肺，等等，不一而足，过程是脾胃阳虚→水湿停聚→蓄水证、奔豚证、水气、痰饮、浮肿、腹胀。

少阳太阴火湿病，以脾胃为病变中心，清阳不左升，浊阴不右降，《灵枢·阴阳清浊》说"清浊相干，命曰乱气"，气乱则三焦不治，《伤寒论·辨脉法》说："三焦相混，内外不通，上焦怫郁，脏气相熏，口烂蚀龂也（阴火也）。中焦不治，胃气上冲（不降），脾气不转（不升），胃中为浊，荣卫不通，血凝不流。若卫气前通者，小便赤黄，与热相搏，因热作使，游于经络，出入脏腑，热气所过，则为痈脓。若阴气前通者，阳气厥微，阴无所使，客气内入，嚏而出之，声嗢咽塞（《灵枢·经脉》说"脾太阴脉……夹咽"），寒厥相逐，为热所拥，血凝自下，状如豚肝，阴阳俱厥，脾气孤弱，五液注下（不升），下焦不阖，清便下重，令便数难（便秘），脐筑湫痛，命将难全。"

少阳太阴病，因脾为营居，胃主血，故脾胃虚则营血损伤，神气不足，疲困乏力，没有精神。营卫出脾胃，营卫失调，不但三焦腠理不通，且容易感冒。阴火一旦发生，阴火不但伏心包络血脉，且阴火易走脾胃营血，而脾胃烦热。寒燥胜，心火内郁，心火乘于脾土，始为热中，反多食，喜冷饮。张仲景用泻心汤、调胃承气汤。

脾胃虚，则脾、胃、小肠、大肠、三焦、膀胱土类皆病，会导致五脏四肢百骸皆病。

脾胃不足，皆是血病，营血亏损，血脉病矣，诸脉皆属于目，目病，目系入脑，导致脑髓病，心包络脉下系于胞则子宫病，即奇恒之腑皆病。

二、阳虚三联证的证候特点

第一是少阳相火衰弱证，第二是脾胃阳虚证，第三是宗气虚证，第四是火伏血脉证，第五是水湿结聚证，伴随气滞、水郁、痰郁、血瘀、食郁、寒郁、热郁等。

三、阳虚三联证的治疗要点

首先，以少阳相火虚衰为主的病证，补少阳相火阳气虚衰，可用大小阳旦汤、黄芪桂枝五物汤、大小补肝汤，李东垣用生黄芪、炙甘草、人参等。

其次，以肺脾气虚或大气陷下为主的病证，补宗气，大气一转，心肺安泰，可用补中益气汤、升陷汤等。

第三，以血虚阴火为主的病证，补心血泻阴火，可用补脾胃泻阴火升阳汤、升阳散火汤、四物汤加炒黄柏、龟甲等。

第四，针对水湿停聚证，温阳化饮，可用小青龙汤、苓桂术甘汤、五苓散、真武汤等。

第五，针对六郁或瘀血证，解郁结，散瘀血，可用越鞠丸、五积散、桃核承气汤、抵当汤等。

在三联证中，阴火、水湿都根于少阳相火不足，治疗相火是治本，治疗阴火、水湿是治标，临床在要以标本缓急酌情用药。治阴火，不忘温阳，如升麻鳖甲汤；治寒湿，不忘阴火，如温经汤；或三联证同治，如补脾胃泻阴火升阳汤、乌梅丸等。

李东垣的"火与元气不两立"，是指阴火与少阳相火阳气不两立，一胜则一负。还有，阴虚与太阴湿不两立，阴火胜是因为津血阴虚，少阳相火虚衰则湿胜，所以阴虚与湿不两立，滋阴的药物不利于湿，治湿的药物不利于阴虚，但有火湿和寒湿之分，火湿伤阴有猪苓汤、六味地黄汤，寒湿伤阴有真武汤等，最重要的表现是舌苔或白或黄或腻，而舌有裂纹。阴火与少阳相火阳气不两立和阴虚与太阴湿不两立，就是少阳太阴"火湿"病，就是"火土二家病"，其根源都是少阳相火不足，枢纽在黄庭太极。

阳虚三联证的传变总结如下（图5-1）。

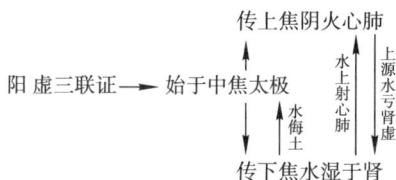

传上焦阴火心肺

阳虚三联证 —— 始于中焦太极

传下焦水湿于肾

图5-1　阳虚三联证的传变规律总结

相火体系为病，最重要的是脾胃阳虚三联证，上中下三焦皆病，中上焦以"血病"为中心。《脾胃论》说"夫脾胃不足，皆是血病"，其中包括西医学的血液病。《素问·六节脏象论》曾说"脾、胃、大肠、小肠、三焦、膀胱者，仓廪之本，营之居也"，又胃主血病，即言营血生于脾胃。具体说是少阳太阴病，皆是血病。中医血病的病因病机不同于西医，不能拿西医的血液病或血液生化病理概括中医的血病，中医血病则以寒热虚实辨治，西医的各种检查血液检查报告可以参看。中医血病有有余、不足，《灵枢·海论》说："血海有余，则常想其身大，怫然不知其所病；血海不足，则常想其身小，狭然不知其所病。"但以血不足为病多。中医血脉病，包括血管和血液两部分，不可不知。

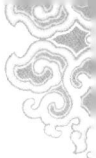

比如糖尿病即是属于不足血病的一种，以少阳太阴血病阴火系统为主的系统疾病，所以糖尿病最多见心包络血脉循环系统和目脑命门神经系统并发症，现在笔者按脾胃阳虚三联证将糖尿病的并发症归纳如下：

上焦病 ｛糖尿病心脑血管疾病。
糖尿病眼病。
糖尿病皮肤疾病。
糖尿病神经系统疾病。

中焦病：脾胃疾病（脾胃病可以导致胰岛素异常等）。

下焦病 ｛糖尿病生殖和膀胱性疾病。
糖尿病足疾。
糖尿病肾病。

三联证的中焦病，以营卫不足——神病为主，包括水谷之海肠胃病、十二经脉之海冲脉病、气海病、髓海病四海病。

三联证的下焦少腹以"水湿病"为主，类风湿关节炎、强直性脊柱炎、风湿性心脏病、腰椎间盘突出症、狼疮性肾炎等。水湿导致肾肝病，肾肝病可以导致下丘脑－垂体－肾上腺系统病，涉及的方面太多了，这里不多说了。中医血病，可参阅唐容川《血证论》。

第六章

阳气的治疗

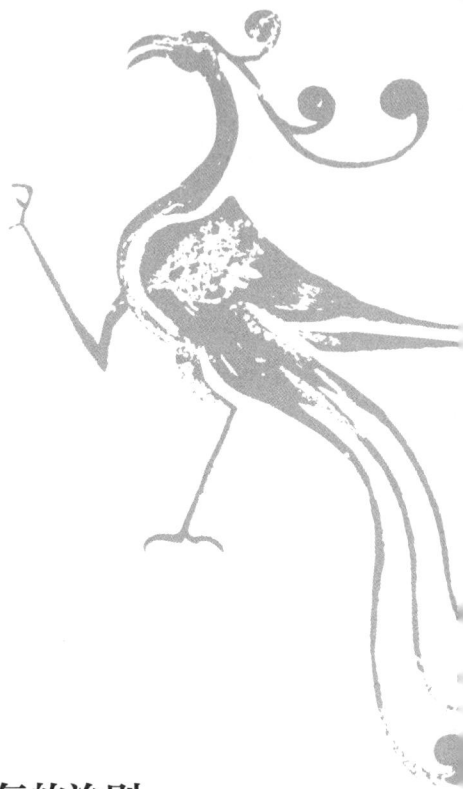

第一节　阳气的治则

　　《素问·六微旨大论》说:"相火之下,水气承之。"一语双关,既讲生理,也讲治则。在正常情况下,水克火,水能养相火,也能制约相火,使水与火保持和谐状态;若水不养相火或水不制火则相火亢盛,当以水平之,反之,相火不及,则多水病。

　　这个水,不是肾水,是脾水。《秘本伤寒第一书》说:"脾本天一所生之水,内藏元阳,为阴阳五行之祖,五脏六腑之本,呼吸之门,精神之舍,气血之根,而为医之心法所起者也。"那么《秘本伤寒第一书》谓"脾本天一所生之水"有没有根据呢? 有。脾为坤卦,坤古作〰,如《大戴礼·保傅》说:"易之干〰。"《后汉书·舆服志》说:"黄帝尧舜垂衣裳而天下治,盖取诸干〰。"马王堆帛书《周易》坤作川。《玉篇·川部》说:"〰读为川,古坤字。"〰与川相通,〰为坤,甲骨文川为水,则坤亦为水矣。尚秉和《周易尚氏学》就谓坤为水。又坤为地。《纬书集成·春秋考异邮》说:"地主月

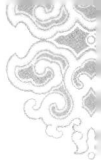

精。"《纬书集成·春秋感精符》说："月者，阴之精，地之理。"知坤有月象，坤为月。《开元占经》说："王子年《拾遗记》曰：'瀛州水精为月。'范子计然曰：'月者，水也。'《淮南子》：'月者，天之使也。水气之精者为月。'"黎子耀曾说："坤为地为月。"《说卦传》说"坎为月""坎为水"。月与水同类而通。坤既为地为月，而月为水，故坤亦为水，则脾为水明矣。何况脾主湿，湿之质即是水也。又坤为地，地球上70%是水啊！

人们都说肾主水，笔者却说脾主水，有根据吗？有。

第一，饮食之水，首先入于脾胃，布散津液于全身。

《素问·经脉别论》说："饮入于胃，游溢精气，上输于脾，脾气散精，上归于肺，通调水道，下输膀胱，水精四布，五经并行……"这是从水液代谢的角度描述了脾行胃之津液的过程，此处津液即指水液，这是指脾对水液的运化。其作用是调节水液代谢，如《素问·至真大要论》说："诸湿肿满，皆属于脾。"清·肖赓六《女科经纶》卷一说："脾气化液而生血，即水入于经，其血乃生之意。此荣出中焦也，故曰生化之源。心统血者，脾气化液，入心而变为血。故虽心之所主，亦赖脾气化生。"

《素问·太阴阳明论》说："足太阴者，三阴也，其脉贯胃属脾络嗌，故太阴为之行气于三阴。阳明者，表也，五脏六腑之海也，亦为之行气于三阳。脏腑各因其经而受气于阳明，故为胃行其津液。"此处津液指水谷之精微物质，这是脾对水谷精微的运化，其作用是运化水谷精微以灌溉四傍。

如《素问·玉机真脏论》说："脾为孤脏，中央以灌四傍……太过则令人四肢不举；其不及，则令人九窍不通。"《素问·太阴阳明论》说："四肢皆禀气于胃，而不得至经，必因于脾，乃得禀也。今脾病不能为胃行其津液，四支不得禀水谷气，气日以衰，脉道不利，筋骨肌肉，皆无气以生，故不用焉。"《素问·厥论》亦有相似记载。《灵枢·本神》说："脾气虚则四肢不用，五脏不安，实则腹胀、经溲不利。"说明脾病不能为胃行其津液，则内之脏腑，外之皮肉筋骨，上而头面诸窍，下而大小便，无所不病。

《素问·玉机真脏论》以"四时之序"（从春开始）论述四时所主的肝、心、肺、肾四脏脉后，论述脾脉曰："然脾脉独何主？岐伯曰：脾脉，土也，孤脏，以灌四傍者也。帝；然则脾善恶可得见之乎？岐伯曰：善者不可得见，恶者可见。"说明脏气之源在于脾。《素问·太阴阳明论》曰："脾脏者，常着胃土之精也。土者，生万物而法天地，故上下至头足，不得主时也。"《灵枢·五味》曰，"谷不入，半日则气衰，一日则气少矣。"《素问·平人气象论》曰："人以水谷为本，故人绝水谷则死。"

脾主运化水谷精微，灌注全身各脏腑组织，促使机体的生长发育，与自然界之土生养万物类似。脾健运，水谷精微源源不断地供给各脏腑组织利用，则人体健康，故"四季脾旺不受邪"（《金匮要略》），说明一年四季人体各脏腑组织每时每刻无不受到脾的滋养。此论人体阴气归重太阴。孙思邈曰："脾者土也，生育万物，回助四傍。善者不见，死则归之。"（《备急千金要方·治病略例》）

"天地之运，阴阳之化"，言四时阴阳之用而不言少阳、太阴者，以少阳、太阴主宰万物而行于四时之中也。故脾脉"善者不可得见"，五行只有一火也。在五运六气学说中，少阳为相火，太阴为湿土，一主仲夏，一主长夏，这时的气候，暑湿交合，是万物生长发育最旺盛的季节。又"土旺于四季"，分寄于春、夏、秋、冬之中，为万物之母，金、水、木、火皆寓于土中。又风、热、燥、寒分主于春、夏、秋、冬四季，"湿以濡之"而布其间，调配了自然界的基本湿度，使万物得以濡养、滋育。

"少阳为游部""火游行其间"，有升发温煦的作用，使万物长养，流行于四时，调配了自然界的基本温度。最基本的温度和湿度，是自然界万物，特别是生物的生存长育，是任何时候都不可缺少的必要条件，由此可见这一阴一阳之水、火二气，是构成一切生命体的两种基本物质与功能。天人相应，说明少阳和太阴在机体中的重要性了。

第二，脾主肌肉，肌腠即肌肉细胞之间的间隙，其中有大量的水液流动。一般来说，人体水总量的 50%～70% 都在肌肉组织间（包括不同年龄性别人群，见表 6-1）。其中有细胞外液（ECF）和细胞内液（ICF），细胞外液中的 3/4 是组织间液，起着细胞与器官之间的管道作用，并且能调节细胞内液的体积和离子强度。这些组织间的管道，其实就是三焦腑，称作腠理，是气和水液的通道，故曰三焦主持诸气而通调水道。

第三，脾统膀胱水腑。如《灵枢·本输》说："膀胱者，津液之府也……三焦者，中渎之府也，水道出焉，属膀胱，是孤之府也。"《素问·六节脏象论》说："脾、胃、大肠、小肠、三焦、膀胱者，仓廪之本，营之居也，名曰

表 6-1　不同年龄性别人群体水总量占体重百分比表

人群	体水总量占体重百分比，均值（范围）（%）
0~6 个月	74（64~84）
6 个月~1 岁	60（57~64）
1~12 岁	60（49~75）
12~18 岁（男性）	59（52~66）
12~18 岁（女性）	56（49~63）
19~50 岁（男性）	59（43~73）
19~50 岁（女性）	50（41~60）
51 岁及以上（男性）	56（47~67）
51 岁及以上（女性）	47（39~57）

器，能化糟粕，转味而入出者也；其华在唇四白，其充在肌，其味甘，其色黄，此至阴之类，通于土气。"说明膀胱水腑也归脾土管辖。

第四，脾统血，血即是水，统血即是统水。

第五，脾主长夏雨季，多水。

第六，《素问·阴阳别论》说："三阴结谓之水。"三阴即是太阴，太阴土失于气化则为水湿。即论太阴脾主水。

第七，《伤寒论》太阴病欲解时在亥、子、丑三时。亥、子、丑三个时辰，从日周期来说是晚上 9 时至凌晨 3 时这段时间；从年周期来说是亥、子、丑三个月，即阴历的十月（亥月）、十一月（子月）、十二月（丑月）冬三月；从月周期来说是晦朔月前后。先天八卦方位图，坤位北方，北方主水，应冬天冬至十一月即子月，如《素问·脉解》说："太阴，子也"。《灵枢·阴阳系日月》说："子者，十一月，主左足之太阴。"《伤寒论》第 289 条说："太阴病欲解时，从亥至丑上。"太阴病为什么到冬三月才欲解呢？因为太阴是至阴，冬三月是寒水所主时段，与太阴主水相应。这说明《伤寒论》所说的太阴病是太阴阴虚病，到了冬三月得到天时阴气之助而欲解，就如太阳病那样，到了巳至未阳气旺盛时段得到阳气之助，增强了抗寒能力而病解。

第二节　张仲景重视少阳三焦相火之阳气

《伤寒论·辨脉法》说："形冷恶寒者，此三焦伤也。"三焦者，少阳相火也，少阳三焦相火不足，即阳气不足则"形冷恶寒"。此阳气在胃脘，《素问·阴阳别论》说："所谓阳者，胃脘之阳也。"少阳三焦相火不足阳气衰则脾胃肾阳气都衰，故《金匮要略·水气病脉证并治》说："趺阳脉伏，水谷不化，脾气衰则鹜溏，胃气衰则身肿。少阳脉卑，少阴脉细，男子则小便不利，妇人则经水不通。经为血，血不利则为水，名曰血分。""少阳脉卑"，导致"胃气衰""脾气衰""少阴脉细""少阳脉卑"则水气不化，于是导致"男子则小便不利，妇人则经水不通"，从而产生水气病。脾胃病反映在趺阳脉，如《辨脉法》说"今趺阳脉浮而涩，故知脾气不足，胃气虚也"。

《灵枢·营卫生会》说营卫生于脾胃，少阳三焦相火脾胃病则营卫病。《辨脉法》说："中焦不治，胃气上冲，脾气不转，胃中为浊，荣卫不通，血凝不流。若卫气前通者，小便赤黄，与热相搏，因热作使，游于经络，出入脏腑，热气所过，则为痈脓。若阴气前通者，阳气厥微，阴无所使，客气内入，嚏而出之，声嗢咽塞，寒厥相逐，为热所拥，血凝自下，状如豚肝，阴阳俱厥，脾气孤弱，五液注下。"

营卫生于水谷，《灵枢·营卫生会》说营卫血气就是神。《素问·八正神明论》说："血气者，人之神。"《灵枢·平人绝谷》说："神者，水谷之精气也。"所以张仲景遵从《道德经》在《伤寒论·平脉法》称之作"谷神"，并阐述了营卫的生理病理。

"寸口脉微而涩，微者卫气不行，涩者荣气不逮。荣卫不能相将，三焦无所仰，身体痹不仁。荣气不足，则烦疼，口难言；卫气虚，则恶寒数欠。三焦不归其部，上焦不归者，噫而酢吞；中焦不归者，不能消谷引食；下焦不归者，则遗溲……寸口脉微而涩，微者卫气衰，涩者荣气不足。卫气衰，面色黄；荣气不足，面色青。荣为根，卫为叶。荣卫俱微，则根叶枯槁，而寒栗咳逆，唾腥吐涎沫也。趺阳脉浮而芤，浮者卫气衰，芤者荣气伤，其身体瘦，肌肉甲错，浮芤相搏，宗气衰微，四属断绝。寸口脉微而缓，微者卫气疏，疏则其肤空；缓者胃气实，实则谷消而水化也。谷入于胃，脉道乃行，而入于经，其血乃成。荣盛，则其肤必疏，三焦绝经，名曰血崩。"

"趺阳脉不出，脾不上下，身冷肤硬……寸口脉微，尺脉紧，其人虚损多汗，知阴常在，绝不见阳也。寸口诸微亡阳，诸濡亡血，诸弱发热，诸紧为寒。诸乘寒者，则为厥，郁冒不仁，以胃无谷气，脾涩不通，口急不能言，战而栗也。"

所谓"脾不上下，身冷肤硬"，都是少阳三焦相火阳衰"绝不见阳""亡阳"所致。张仲景治疗少阳三焦相火阳衰多用桂枝汤（小阳旦汤）、大小建中汤（大阳旦汤），以及理中丸、四逆辈等。

胃阳不足，张仲景常称作"胃中冷""胃中寒冷""胃中虚冷"等。如《伤寒论》第89条："病人有寒，复发汗，胃中冷，必吐蛔。""病人有寒"指患者素体阳虚有寒，复发汗又伤阳气，胃脘阳气衰，故"胃中冷"。

第122条："病人脉数，数为热，当消谷引食，而反吐者，此以发汗，令阳气微，膈气虚，脉乃数也。数为客热，不能消谷，以胃中虚冷，故吐也。"第89条因发汗伤阳导致"胃中冷"，此第122条也是因为发汗伤阳导致"胃中虚冷"。

第194条："阳明病，不能食，攻其热必哕。所以然者，胃中虚冷故也；以其人本虚，攻其热必哕。"第191条："阳明病，若中寒者，不能食，小便不利，手足濈然汗出，此欲作固瘕，必大便初硬后溏。所以然者，以胃中冷，水谷不别故也。"不能食，本是胃中寒，攻下后更加胃寒。"胃中冷"是胃脘阳气不足，即少阳三焦相火衰，不能腐熟水谷分别清浊，营卫亏虚，水湿停聚而小便不利。

脾胃寒则下利，如《伤寒论·平脉法》说："假令下利，以胃中虚冷，故令脉紧也。"第226条："若胃中虚冷，不能食者，饮水则哕。"第380条："伤寒，大吐大下之，极虚，复极汗者，其人外气怫郁，复与之水，以发其汗，因得哕。所以然者，胃中寒冷故也。"胃中阳气不足，发汗吐下再伤其阳，或饮水不化，或下利，总之都是胃中冷造成的，即胃脘少阳三焦相火阳气不足造成的。

还有少阴阳虚。第281条："少阴之为病，脉微细，但欲寐也。"第286条："少阴病，脉微，不可发汗，亡阳故也，阳已虚，尺脉弱涩者，复不可下之。"脉微就是卫阳衰，若再发汗则"亡阳"。脉细、尺脉弱涩血衰，攻下更伤阴，故"复不可下之"。还有第325条的脉微涩，这些都是卫阳衰的表现。

张仲景为什么能从趺阳脉、少阴脉诊察脾胃病呢？因为五脏六腑之海、十二经脉之海的冲脉行于趺阳脉和少阴脉。"夫冲脉者，五脏六腑之海也，五脏六腑皆禀焉。其上者，出于颃颡，渗诸阳，灌诸精；其下者，注少阴之大络，出于气街，循阴股内廉，入腘中，伏行骭骨内，下至内踝之后属而别。其下者，并于少阴之经，渗三阴；伏行出跗属，下循跗，入大指间，渗诸络，而温肌肉"（《灵枢·逆顺肥瘦》），"冲脉者，十二经脉之海也，与少阴之大络起于肾下，出于气街，循阴股内廉，邪入腘中，循胫骨内廉，并少阴之经，下入内踝之后，入足下；其别者，邪入踝，出属跗上，入大指之间，注诸络，以温足胫"（《灵枢·动输》）。冲脉可以代表胃气的盛衰。

胃脘少阳三焦相火 $\left\{\begin{array}{l}\text{人迎、趺阳脉→脾胃}\\ \text{少阴脉}\end{array}\right\}$ 冲脉

胃脘生营卫 $\left\{\begin{array}{l}\text{卫气——人迎——目脑命门}\\ \text{营气——趺阳脉、少阴脉——胃腑命门}\end{array}\right.$

第三节　李东垣重视少阳三焦相火之阳气

《脾胃论·脾胃虚实传变论》说：

圣人着之于经，谓人以胃土为本，成文演义，互相发明，不一而止，粗工不解读，妄意使用，本以活人，反以害人。

《生气通天论》云：苍天之气，清净则志意治，顺之则阳气固，虽有贼邪，弗能害也，此因时之序。故圣人传精神，服天气，而通神明。失之内闭九窍，外壅肌肉，卫气散解。此谓自伤，气之削也。阳气者，烦劳则张，精绝，辟积于夏，使人煎厥。目盲耳闭，溃溃乎若坏都。故苍天之气贵清净，阳气恶烦劳，病从脾胃生者一也。

《五常政大论》云：阴精所奉其人寿，阳精所降其人天。阴精所奉，谓脾胃既和，谷气上升，春夏令行（春夏阳仪系统），故其人寿。阳精所降，谓脾胃不和，谷气下流，收藏令行（秋冬阴仪系统），故其人天，病从脾胃生者二也。

《六节脏象论》云：脾、胃、大肠、小肠、三焦、膀胱者，仓廪之本，荣

之居也。名曰器，能化糟粕转味而入出者也。其华在唇四白，其充在肌，其味甘，其色黄。此至阴之类，通于土气，凡十一脏皆取决于胆也。胆者，少阳春生之气，春气升则万化安。故胆气春升，则余脏从之；胆气不升，则飧泄肠澼不一而起矣。病从脾胃生者三也。

经云：天食人以五气，地食人以五味。五气入鼻，藏于心肺，上使五色修明，音声能彰；五味入口，藏于肠胃，味有所藏，以养五气，气和而生，津液相成，神乃自生。此谓之气者，上焦开发，宣五谷味，熏肤、充身、泽毛，若雾露之溉。气或乖错，人何以生，病从脾胃生者四也。

岂特四者，至于经论天地之邪气，感则害人五脏六腑，及形气俱虚，乃受外邪，不因虚邪，贼邪不能独伤人，诸病从脾胃而生明矣。

请看，脾胃生病一，就是阳气受伤；脾胃生病二、三就明确提出是"少阳春生之气"不升，不行春夏令，是秋冬"收藏令行"导致"谷气下流"；脾胃生病四指出脾胃伤则伤神，神伤必病。

于是李东垣概括说"大抵脾胃虚弱，阳气不能生长，是春夏之令不行，五脏之气不生。脾病则下流乘肾，土克水，则骨乏无力，是为骨蚀，令人骨髓空虚，足不能履地，是阴气重叠，此阴盛阳虚之证。大法云，汗之则愈，下之则死。若用辛甘之药滋胃，当升当浮，使生长之气旺。言其汗者，非正发汗也，为助阳也……是以检讨《素问》《难经》及《黄帝针经》中说脾胃不足之源，乃阳气不足，阴气有余"（《脾胃论·脾胃盛衰论》），直接传承张仲景《伤寒例》"阴盛阳虚"发汗法，并变发汗法为升浮阳气法，太精彩了，大圣人智慧啊！于是形成少阳太阴阳虚→水湿下流于肾→心阴火炎上的三联证。

脾土生化营卫血气，为"营之居"，所以《脾胃论·脾胃盛衰论》又说"脾胃不足，皆为血病"。营血不能上奉养心则心火——阴火生起，所以李东垣发明治疗这种阳虚三联证的大法谓"今所立方中，有辛甘温药者，非独用也；复有甘苦大寒之剂，亦非独用也。以火、酒二制为之使，引苦甘寒药至顶，而复入于肾肝之下，此所谓升降浮沉之道，自偶而奇，奇而至偶者也。阳分奇，阴分偶。泻阴火以诸风药升发阳气，以滋肝胆之用，是令阳气生（如何扶阳），上出于阴分，末用辛甘温药接其升药，使大发散于阳分，而令走九窍也"，名之曰"补脾胃泻阴火升阳汤"。

阴血为什么虚弱呢？因为阳不生、阴不长，春夏之令不行，甲胆不生化周身血气所致。《脾胃论》的升阳散火汤,《兰室秘藏》将柴胡改为三钱,名"柴胡升麻汤",其病机:一是脾胃阳虚不生营卫血气,脾病血虚,"此病多因血虚而得之";二是"过食冷物,郁遏阳气于脾土之中",脾主四肢、肌肤,故四肢发热、肌热、表热,如火燎于肌肤,扪之烙人手,同样是阳气怫郁之热病,甚则"心火下陷于脾土之中,郁而不得伸",导致"五心烦热",则是火郁汤证了。升阳散火汤证是阳气怫郁于脾土之中,火郁汤证是心火——阴火下陷脾土之中,是有轻重区别的。四肢乃皮肤、肌肉、血脉、筋、骨五体病,即是三焦腑腠理病。

《素问·阴阳别论》说"肝之心谓之生阳",《素问·逆调论》说"肝一阳也,心二阳也",《素问·四气调神大论》说"逆春气,则少阳不生,肝气内变""春气之应养生之道也。逆之则伤肝,夏为寒变,奉长者少",就是说,春夏阳气不升,相火、心火二火不足,脾胃阳虚,湿气下流于下焦肾肝,则脾、肾、肝三脏受水湿,故《素问·示从容论》说:"二火不胜三水。"

第四节　胃脘阳衰病

阳气在胃脘,胃腑命门丹田火即《难经》所言脐下肾间动气,所谓"肾间动气",即黄庭太极少阳太阴中的相火,两肾之间即黄庭。《难经·六十六难》说:"脐下肾间动气者,人之生命也,十二经之根本也,故名曰原。三焦者,原气之别使也,主通行三气,经历于五脏六腑。原者,三焦之尊号也,故所止辄为原。五脏六腑之有病者,皆取其原也。"肾间动气命门,即胃腑命门、神命门,命门为人生命之本源。

胃腑命门火衰则为三阴病,涉及太阴脾、少阴肾和厥阴肝,阳虚寒湿重,方有大小泻脾汤、四逆汤、通脉四逆汤、当归四逆汤、当归四逆加吴茱萸生姜汤以及乌梅丸等。

胃脘阳衰病可见于肠胃生命系统。(见图6-1)

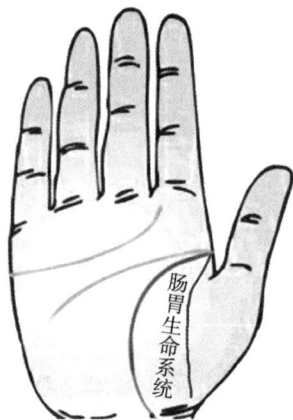

图6-1　肠胃生命系统示意图

一、相火衰

少阳太阴"火湿"病，就是"火土二家病"，其根源都是少阳相火受伤，即少阳相火是百病之根，相火寄于肝胆，故经云"凡十一脏取决于胆"。而人体的少阳相火是卫气，所以人体的卫气随太阳的运行规律而运行，有日周期、月周期、年周期之不同。

自然界的相火就是太阳，人体相火的本质就是阳气——卫气，阳气——卫气就是人体生命之火，人身一轮红日。《素问·金匮真言论》说："平旦至日中，天之阳，阳中之阳也；日中至黄昏，天之阳，阳中之阴也；合夜至鸡鸣，天之阴，阴中之阴也；鸡鸣至平旦，天之阴，阴中之阳也。故人亦应之。"人身的相火应于自然界的太阳，故云"人亦应之"。故《素问·生气通天论》说："天运当以日光明……阳气者，一日而主外，平旦人气生，日中而阳气隆，日西而阳气已虚，气门乃闭。"

《灵枢·营卫生会》说："日中而阳陇为重阳，夜半而阴陇为重阴……夜半为阴陇，夜半后而为阴衰，平旦阴尽而阳受气矣。日中为阳陇，日西而阳衰，日入阳尽而阴受气矣。"

其言"平旦""日中""日西""夜半"，就是以太阳周日光照强度而言。

《灵枢·卫气行》说："卫气之行，一日一夜五十周于身，昼日行于阳二十五周，夜行于阴二十五周，周于五脏。是故平旦阴尽，阳气出于目，目张则气上行于头，循项下足太阳，循背下至小指之端。其散者，别于目锐眦，下手太阳，下至手小指之端外侧。其散者，别于目锐眦，下足少阳，注小指次指之间。以上循手少阳之分，下至小指次指之间。别者以上至耳前，合于颔脉，注足阳明，以下行至跗上，入五指之间。其散者，从耳下下手阳明，入大指之间，入掌中。其至于足也，入足心，出内踝下，行阴分，复合于目，故为一周……常以平旦为纪，以夜尽为始……日入而止，随日之长短，各以为纪而刺之。"

以上是言日周期，《素问·疟论》讲了卫气的月周期运行，谓："邪气客于风府，循膂而下，卫气一日一夜大会于风府，其明日日下一节，故其作也晏，此先客于脊背也。每至于风府，则腠理开，腠理开，则邪气入，邪气入则病作，以此日作稍益晏也。其出于风府，日下一节，二十五日下至骶骨，二十六日入于脊内，注于伏膂之脉，其气上行，九日出于缺盆之中，其气日高，故作日益早也。"

年周期以春夏为阳，秋冬为阴。

人体的一轮红日——少阳相火——卫气，随太阳运动日周期、月周期、年周期规律而运行，所以人体少阳相火——卫气主宰调节着人体的内分泌激素系统，一日有昼夜和一年有春夏、秋冬两个不同调节峰。统率脏腑有脾、肾、心、脑。

少阳相火是百病之根，人体的相火是卫气，故《黄帝内经》说"卫气是百病母"。《灵枢·禁服》说："凡刺之理，经脉为始，营其所行，知其度量，内刺五脏，外刺六腑，审察卫气为百病母，调其虚实，虚实乃止，泻其血络，血尽不殆矣。"为什么提出"卫气为百病母"的命题呢？因为《黄帝内经》说水谷生成了营卫二气，营为阴，卫为阳，在外卫阳卫外而为固，在内卫气偕营气而行，卫气与太阳同步，营在内为之守，营卫盛则神旺，营卫虚则神不足，卫气不守则邪犯，故云"卫气为百病母"。

二、少阳脉卑、少阴脉细

心阳相火不及则脉卑，少阳三焦下合膀胱，膀胱合肾，于是肾合三焦膀胱，所以张仲景说"少阳脉卑、少阴脉细"，不仅导致性功能减退，还能导致泌尿生殖系统、代谢系统疾病以及神经－内分泌－免疫网络失衡。少阳相火不及，湿土克肾水，肾主骨，则导致骨质疏松等骨病，故云"少阳主骨所生病"。

第五节 治　　则

《素问·至真要大论》给出了标准化治则，谓：

"少阳司天，其化以火。"

"少阳司天……火淫所胜，平以酸冷，佐以苦甘，以酸收之，以苦发之，以酸复之。"

"岁少阳在泉……火淫于内，治以咸冷，佐以苦辛，以酸收之，以苦发之。"

"少阳之胜，治以辛寒，佐以甘咸，以甘泻之。"

"少阳之复，治以咸冷，佐以苦辛，以咸软之，以酸收之，辛苦发之。发

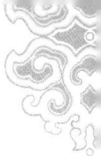

不远热，无犯温凉。"

第六节 方 药

一、治疗少阳相火太过方药

白虎汤，白虎加人参汤，竹叶石膏汤，风引汤，升麻鳖甲汤。

二、治疗少阳相火不及方药

大小阳旦汤，小建中汤，大建中汤，大小补脾汤，大小泻脾汤，四逆辈，当归四逆汤，乌梅丸，大小补肝汤，大小补心汤，大小青龙汤，薯蓣丸，侯氏黑散。

附录：小建中汤

1.《伤寒论》辨太阳病脉证并治：

伤寒，阳脉涩，阴脉弦，法当腹中急痛者，先与小建中汤；不瘥者，与小柴胡汤主之。

2.《伤寒论》辨太阳病脉证并治：

伤寒二三日，心中悸而烦者，小建中汤主之。

3.《金匮要略》血痹虚劳病脉证并治：

虚劳里急，悸衄，腹中痛，梦失精，四肢酸疼，手足烦热，咽干、口燥，小建中汤主之。

4.《金匮要略》黄疸病脉证并治：

男子黄，小便自利，当与虚劳小建中汤。

5.《金匮要略》妇人杂病脉证并治：

妇人腹中痛，小建中汤主之。

三、《伤寒论》表里阳虚治疗

笔者在这里只讨论桂枝汤和四逆汤表里治法，现将《伤寒论》里的桂枝汤证和四逆汤证汇总在下面，以便识别。

（一）桂枝汤法

第 12 条：太阳中风，阳浮而阴弱。阳浮者，热自发，阴弱者，汗自出，啬啬恶寒，淅淅恶风，翕翕发热，鼻鸣干呕者，桂枝汤主之。

第 13 条：太阳病，头痛，发热，汗出，恶风，桂枝汤主之。

第 95 条：太阳病，发热汗出者，此为荣弱卫强，故使汗出，欲救邪风者，宜桂枝汤。

第 53 条：病常自汗出者，此为荣气和。荣气和者，外不谐，以卫气不共荣气谐和故尔。以荣行脉中，卫行脉外，复发其汗，荣卫和则愈。

第 54 条：病人脏无他病，时发热、自汗出而不愈者，此卫气不和也，先其时发汗则愈，宜桂枝汤。

第 387 条：吐利止，而身痛不休者，当消息和解其外，宜桂枝汤小和之。

《伤寒论》论述正桂枝汤证，只有第 12、13 条两条，头痛、发热、汗出、恶风、脉浮缓（第 2 条）为五大主症。

第 95 条指出太阳中风的病机是"荣弱卫强"，所谓"卫强"，不是说卫无病，而是说风为阳邪，卫性属阳，"卫"和"邪风"同气相求，纠缠到了一起，卫阳浮于表，即所谓"阳浮者，热自发"。因为卫阳不足失密不能约束营阴，加上风性疏泄，自汗导致营阴外泄而不内守，所以"荣弱"，即"阴弱者，汗自出"之意。

桂枝汤证有发热、恶寒、恶风、汗出症状，根据第 7 条所说"病有发热恶寒者，发于阳也；无热恶寒者，发于阴也"的规定标准来说，桂枝汤证是"病发于阳"，病位在阳在表，又有"鼻鸣干呕"阳明肺胃症状，则无疑属表部太阳阳明病。并用啬啬、淅淅、翕翕诸词来形容其状态。啬者小气、吝啬，形容恶寒轻微，是卫阳不足。淅者，形容轻微的风雨声，这里形容恶风轻微，风邪轻。翕字从羽而轻暖，形容发热轻微，风为阳邪。张仲景用啬啬、淅淅、翕翕诸词形容证候轻微，"病发于阳"在表部太阳阳明。病在太阳阳明表部，发热、恶风、汗出是感受邪风，恶寒是卫气不足，其恶风恶寒不是感受风寒，如第 95 条说"欲救邪风者，宜桂枝汤"。肺主皮毛而开窍于鼻，皮毛受邪，肺窍不利，故鼻鸣；肺失宣发和肃降，则胃气上逆而干呕，是病涉及阳明肺胃。虽及阳明，但主要矛盾在太阳，不必用阳明降逆药。

张仲景在第 387 条说桂枝汤的作用是"和解其外"，实际上是"和解"太阳阳明营卫二气，心主营，肺主卫，真正的"和解"剂。阳伤轻微，太阳之阳气微伤，不能固外，可知桂枝汤是补太阳阳气而固外的方剂。所以张仲景对桂枝汤功能的应用是：

1. 主要是和解营卫：见第53、54、95、387条。自汗出就是营卫不和，"荣卫和则愈"。《难经·十四难》说："损其心者，当调其营卫。"《难经·三十五难》说"心营肺卫，通行阳气"，《素问·平人气象论》说"脏真高于肺，以行荣卫阴阳也"。可知调和营卫，就是调和心肺，以补心阳为主。太阳心和阳明肺主外表，就是"和解其外"。这是桂枝汤的根本功能。

2. 解表、解外、发汗、解肌、攻表、救表、救邪风，这都属于外表治法，通过桂枝汤调和心肺之营卫达到"阴平阳秘""内外调和"，促使"阳者卫外而为固"，即"阳秘乃固"的境界，从而通过"发汗"驱逐表邪外出，实乃扶正补阳祛邪之法。另外注意的是，表证不一定都有邪，如第53、54条有发热、自汗出的表证，但无邪风。太阳病桂枝汤证原始证候有第12、13、42、44、95条5条，其次虽然经过治疗，但是证候没有发生本质性变化，仍旧可以用桂枝汤治疗的有第15、24、45条3条，再是经过治疗，证候发生了变化，则需要将桂枝汤进行加减重新组方来治疗，后文将加以分析。

（二）四逆汤法

第29条：伤寒，脉浮，自汗出，小便数，心烦，微恶寒，脚挛急……若重发汗，复加烧针者，四逆汤主之。（太阳病篇）

第225条：脉浮而迟，表热里寒，下利清谷者，四逆汤主之。（阳明病篇）

第323条：少阴病，脉沉者，急温之，宜四逆汤。（少阴病篇）

第324条：少阴病，饮食入口则吐，心中温温欲吐，复不能吐，始得之，手足寒，脉弦迟者，此胸中实，不可下也，当吐之；若膈上有寒饮，干呕者，不可吐也。当温之，宜四逆汤。（少阴病篇）

第353条：大汗出，热不去，内拘急，四肢疼，又下利，厥逆而恶寒者，四逆汤主之。（厥阴病篇）

第354条：大汗，若大下利而厥冷者，四逆汤主之。（厥阴病篇）

第377条：呕而脉弱，小便复利，身有微热，见厥者，难治。四逆汤主之。（厥阴病篇）

第388条：吐利，汗出，发热恶寒，四肢拘急，手足厥冷者，四逆汤主

之。（霍乱病篇）

　　第389条：既吐且利，小便复利，而大汗出，下利清谷，内寒外热，脉微欲绝者，四逆汤主之。（霍乱病篇）

　　第372条：下利腹胀满，身体疼痛者，先温其里，乃攻其表。温里，宜四逆汤；攻表，宜桂枝汤。（厥阴病篇）

　　第91条：伤寒，医下之，续得下利清谷不止，身疼痛者，急当救里。后身疼痛，清便自调者，急当救表。救里，宜四逆汤；救表，宜桂枝汤。（太阳病篇）

　　四逆汤证的主症是下利和手足逆冷，而下利和四肢手足之病均属于太阴脾病症状。上面共有9个条文用四逆汤治疗，含有"下利"和"厥"的就有6条，大家都知道，下利属于太阴病主症，"下利清谷"是太阴"脏寒"证，如太阴病第277条说："自利，不渴者，属太阴，以其脏有寒故也。当温之，宜服四逆辈。"有人将其认作少阴病虚寒证是不对的，四逆汤是泻太阴病寒湿盛极的主方。何况还有2条脉沉、2条脉迟，都是太阴"脏寒"的表现。脾主四肢，太阴脾寒湿盛极，故见手足厥冷。但是，太阴脾湿盛则下流于肾与下焦，形成太阴少阴合病并病或三阴合病，所以四逆汤是治疗中下焦阳虚寒湿盛的方剂，即泻寒湿的方剂。

　　从第324条看，四逆汤可以温化上焦心肺水饮，由此可知，四逆汤可以通治里部上中下三焦之寒湿水饮。再看第353、354、377、388、389条，其汗出而热在表，四肢痛或拘急及手足厥冷是太阴脏寒，均属于"内寒外热"的"格阳"证。第317条的通脉四逆汤证："少阴病，下利清谷，里寒外热，手足厥逆，脉微欲绝，身反不恶寒，其人面色赤。"不但有"内寒外热"的"格阳"证，还有"面色赤"的"戴阳"证，均是阴阳分离前的表现。

　　太阳主外表，太阴主内里，故辨"救表""救里"的四逆汤条文多在表阳系统。厥阴与太阳同在春夏阳仪系统，故厥阴病篇有1条辨表里。

　　"四逆汤主之"的条文：太阳病篇1条、厥阴病篇3条、阳明病篇1条、霍乱病篇2条，少阴病篇1条都没有，少阴病篇只有2条"宜四逆汤"，怎么能说四逆汤是少阴病的主方呢？由此可知，四逆汤是治太阴"脏寒"、厥阴阳亡的方剂，绝对不是少阴病的主方，扶阳温阳的本源不在少阴，而是在太阴，这是张仲景给出的答案，任何人都无法否定。不过太阴脾湿过盛则其湿

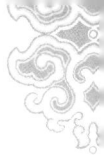

下流于少阴肾，常常形成太阴少阴合病、并病确是真的，故云治少阴病"宜四逆汤"。

四逆汤以炙甘草为君，大补人体真火，即少阳三焦相火，并把这团相火用甘温固守在中宫太阴，就能镇固少阴，以土制水也。炙甘草甘温，一是能固守相火于中焦，二是使固守在中焦的相火温热力趋于少阴、厥阴，三是缓解姜附辛散元阳之气，四是生津缓姜附之燥。因为是泻太阴脾寒湿过盛，故四逆汤用生附子，偏于辛散，而不用偏于温补的熟附子。从四逆汤方后说"强人可大附子一枚，干姜三两"看，说明用大辛热药附子、干姜时要注意患者的体质，体质尚强的患者可以多用辛散药，体质弱的患者不可多用。

张仲景在第 91 条、372 条告诉我们一个靶向治疗的天大秘密，桂枝汤扶阳固表救太阳心（《素问·刺禁论》说"心部于表"），四逆汤回阳救逆治太阴脾，《灵枢·营卫生会》说"太阴主内，太阳主外"，此之谓也。此乃扶阳之总纲领。

（三）桂枝汤加法

一个方子的加法，是在方子基本病机不变的情况下，只有个别证候变化而加的，如桂枝汤的基本作用是升阳，所以其所加都是围绕阳气变化而变化。

1. 桂枝汤加桂法

（1）桂枝加桂汤法

第 117 条：烧针令其汗，针处被寒，核起而赤者，必发奔豚，气从少腹上冲心者，灸其核上各一壮，与桂枝加桂汤，更加桂二两也。

桂枝五两（去皮）　芍药三两　生姜三两（切）　甘草二两（炙）　大枣十二枚（擘）

上五味，以水七升，煮取三升，去滓，温服一升。本云：桂枝汤，今加桂满五两。所以加桂者，以能泄奔豚气也。

火针发汗而损伤阳气，阳虚不化水饮，寒水之邪乘机上冲凌心。故将桂枝三两加到五两，桂枝辛甘温"补中益气"生发阳气，大补心阳而退寒水之邪。

（2）桂枝加附子汤法

第 20 条：太阳病，发汗，遂漏不止，其人恶风，小便难，四肢微急，难以屈伸者，桂枝加附子汤主之。

《灵枢·营卫生会》说："伤于风，内开腠理，毛蒸理泄，卫气走之，固不得循其道，此气慓悍滑疾，见开而出，故不得从其道，故命曰漏泄。"发汗不得法，太过而至汗出不止，不但伤阳，而且耗阴。《素问·生气通天论》说："阳气者，精则养神，柔则养筋。"阳伤则恶风，阴伤则"小便难，四肢微急，难以屈伸"，故用桂枝汤调和营卫，加辛热之附子温复阳气，使阳气逐邪固外以堵汗漏。

（3）桂枝加葛根汤法

第14条：太阳病，项背强几几，反汗出恶风者，桂枝加葛根汤主之。

注家都以足太阳膀胱经循行于项背解释"项背强"，而不知心肝肺主项背。足太阳膀胱经只是背部一条经络，怎么会有全身性的恶寒、恶风呢？《素问·金匮真言论》说肝病"俞在颈项""病在肺，俞在肩背"。太阳阳明合病属于心肺合病，故葛根汤有"项背强"证，与足太阳膀胱经没有关系。汗出恶风，乃太阳病中风证，故以桂枝汤作底方，风为阳邪，汗多伤津液不柔筋，故加辛甘凉的葛根生津解表透发风阳之邪，此属温病初期出汗者。

（4）葛根汤法

第31条：太阳病，项背强几几，无汗，恶风，葛根汤主之。

第32条：太阳与阳明合病者，必自下利。葛根汤主之。

第33条：太阳与阳明合病，不下利，但呕者，葛根加半夏汤主之。

桂枝加葛根汤证是温病初起有汗者，温病初起无汗则是葛根汤证，即在桂枝加葛根汤基础上加麻黄发汗。第32、33条告诉我们葛根汤证有"下利""呕"，是胃肠型感冒，属于阳明肺胃里证，故叫太阳阳明合病。

（5）桂枝加芍药和加大黄法

第279条：本太阳病，医反下之，因尔腹满时痛者，属太阴也。桂枝加芍药汤主之。大实痛者，桂枝加大黄汤主之。

《伤寒论》说解太阳之表用桂枝汤，解太阴之里用四逆汤。可第276条说"太阴病，脉浮者，可发汗，宜桂枝汤"，说明桂枝汤能治太阴病表证，证明桂枝汤是基于温少阳三焦相火之阳以助太阳之阳的，而且第279条也是用桂枝加倍芍药治疗太阴病的。

"本太阳病"表病，因误下转"属太阴"里病，可知桂枝加芍药汤是表里双治法，不过桂枝走表趋外，芍药走里趋内。第279条是误下伤损里阴，导致脾胃运化功能失常而肠胃腑道有积滞，故加芍药一倍养阴血通肠胃腑道则"腹

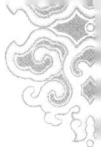

满时痛"止，甚则加大黄"推陈致新"通肠胃腑道。而且芍药、大黄都有活血通络止痛之功。《神农本草经》说：大黄"下瘀血，血闭，寒热，破癥瘕积聚，留饮宿食，荡涤肠胃，推陈致新，通利水谷，调中化食，安和五脏。"

（6）桂枝加芍药生姜各一两人参三两新加汤法

第 62 条：发汗后，身疼痛，脉沉迟者，桂枝加芍药生姜各一两人参三两新加汤主之。

第 279 条是误下伤里加芍药，此第 62 条是误汗伤表加芍药。第 62 条汗多阴阳两伤，"身疼痛"是表证，"脉沉迟"是里虚寒，里为本，当以救里为急，需要两补营卫血气，故加重芍药、人参益气养阴及加重生姜温阳，以生化营卫气血。

（7）桂枝加厚朴杏子汤

第 18 条：喘家作，桂枝汤加厚朴、杏子佳。

"喘家"指素有喘息的患者。从用桂枝汤为底方看，患者必是素体阳虚之人。杏仁苦温润燥，厚朴苦温燥湿，必是患者燥湿失济，肺凉燥而脾寒湿，故用桂枝汤加厚朴、杏仁，不得用外感风寒一语带过。

（8）小建中汤

小建中汤是桂枝汤加饴糖，芍药量加倍。

第 102 条：伤寒二三日，心中悸而烦者，小建中汤主之。

第 100 条：伤寒，阳脉涩，阴脉弦，法当腹中急痛，先与小建中汤。

"阳脉涩，阴脉弦"是阳气不足的虚寒，故加甘温的饴糖温中补阳。"阳气者，精则养神，柔则养筋"，阳虚不养神则"心中悸而烦"，不养筋则"腹中急痛"。

《金匮要略·血痹虚劳病脉证并治》说：

虚劳里急，悸衄，腹中痛，梦失精，四肢酸疼，手足烦热，咽干口燥，小建中汤主之。

此乃"一阴一阳结""一阴一阳代绝"，是阳不生阴不长之证。少阳太阴阳虚，故见第 100 条、102 条的"虚劳里急，悸衄，腹中痛"。一阴一阳肝胆阳虚则多梦失精，"失精"之精，不指遗精，乃指脾胃不生营卫气血水谷之精微。脾胃主四肢手足，脾虚则"四肢酸疼，手足烦热"，阴不上奉则"咽干口燥"。

《金匮要略·黄疸病脉证并治》说：

男子黄，小便自利，当与虚劳小建中汤。

男子为阳，脾阳虚不制肾则"小便自利"，或尿频尿急、尿失禁。

《金匮要略·妇人杂病脉证并治》说：

妇人腹中痛，小建中汤主之。

这种"腹中痛"都是阳虚不养筋也。

（9）乌头桂枝汤

乌头桂枝汤，即桂枝汤加乌头。

《金匮要略·腹满寒疝宿食病脉证治》说：

寒疝腹中痛，逆冷，手足不仁，若身疼痛，灸刺诸药不能治，抵当乌头桂枝汤主之。

乌头桂枝汤方

乌头

上一味，以蜜二斤，煎减半，去滓，以桂枝汤五合解之，得一升后，初服二合，不知，即取三合；又不知，复加至五合。其知者，如醉状，得吐者，为中病。

"寒疝腹中痛，逆冷，手足不仁，若身疼痛"乃虚寒加甚，虽然手足逆冷，但身疼痛，说明是表寒，不是里寒，故用救表的桂枝汤加乌头，大辛热之乌头补阳。蜜煎乌头以去其毒。

（四）桂枝汤减法

1. 桂枝汤去桂法

第28条：服桂枝汤，或下之。仍头项强痛，翕翕发热，无汗，心下满微痛，小便不利者，桂枝去桂加茯苓白术汤主之。

经过发汗、攻下两法而病不愈，"仍头项强痛，翕翕发热，无汗，心下满微痛，小便不利"说明不是外邪在表，病不在太阳阳明之表，故去治表的桂枝。"头项强痛，翕翕发热，无汗"虽是表证，不一定是外邪引起。

"心下满微痛，小便不利"是里证，由"小便不利"知是心下有水气的里证，是脾虚不运造成的停水，故用白术、茯苓、芍药、生姜、炙甘草、大枣健脾运湿利水，诸病霍然矣。此乃真武汤去附子加炙甘草、大枣，第82条说"太阳病，发汗，汗出不解，其人仍发热，心下悸，头眩，身瞤动，振振欲擗地"，第316条说"少阴病，二三日不已，至四五日，腹痛，小便不利，四肢沉重疼痛，自下利者，此为有水气"，不是有发热、心下腹痛、小便不利吗？

关键是"心下满微痛，小便不利"的水气，重点是太阴脾之里证，此乃从太阴里治法。脾胃虚弱产生水饮，所以治疗当以健脾胃、利水饮为正治。太阴脾水盛则少阳三焦不通，营卫不宣通，故见"头项强痛，翕翕发热，无汗"的表证。通阳不在温，而在利小便，水气除去则少阳三焦通利，营卫宣通，而"头项强痛，翕翕发热，无汗"愈。

2. 桂枝去芍药汤

第 21 条：太阳病，下之后，脉促，胸满者，桂枝去芍药汤主之。

第 131 条说"病发于阳，而反下之，热入因作结胸"，本条是太阳病误下后之轻证，表邪陷表之里胸中，而见"脉促，胸满"。邪陷胸中，因误下伤阳伤里，故去阴性的芍药，加强解表通阳之力。故用桂枝去芍药汤主之。邪陷胸中，宗气不利，故见脉急促不伸之象。

3. 桂枝去芍药加附子汤

第 22 条：若微寒者，桂枝去芍药加附子汤主之。

本条承第 21 条述证，而多一"微寒"，参考第 20 条桂枝加附子汤证"其人恶风"看，作症状解，下后损伤里阳，故见"微寒"。第 60 条"下之后，复发汗，必振寒，脉微细。所以然者，以内外俱虚故也"，可知"微寒"是阳虚所致，故去阴性芍药加附子增强扶阳之力。

4. 桂枝附子汤

第 174 条：伤寒八九日，风湿相搏，身体疼烦，不能自转侧，不呕不渴，脉浮虚而涩者，桂枝附子汤主之。若其人大便硬，小便自利者，去桂加白术汤主之。

本条桂枝附子汤的基础方是第 22 条的桂枝去芍药加附子汤，只是把桂枝从三两增为四两、附子从一枚增至三枚，加强了表里扶阳的力度。在表风重，故加重桂枝扶阳祛风；在里湿重，故加强附子温里除湿。从"不呕不渴，脉浮虚而涩"看，是病在表之皮、肉、脉、筋、骨五体，不在里。《素问·阴阳应象大论》说"地之湿气，感则害皮肉筋脉"，属于风寒湿痹类病。桂枝汤为小阳旦汤，去芍药加桂枝附子的桂枝、附子汤重点在于补少阳三焦相火之不足而扶阳驱逐风寒湿邪，重点在少阳。

"若其人大便硬，小便自利"则病偏于里，故桂枝附子汤去治表的桂枝而加治太阴脾的白术，其实就是桂枝汤去其主药桂枝、芍药加白术、附子，以健脾温里阳为主，与治表的桂枝去芍药加附子汤形成鲜明对比。从方后"附子三枚，恐多也，虚弱家及产妇，宜减服之"和四逆汤方后"强人可大附子一枚"看，说明附子的辛热散功能强，不可随意用大剂量附子，一定要慎重。

5.桂枝去芍药加蜀漆牡蛎龙骨救逆汤

第112条：伤寒脉浮，医者以火迫劫之，亡阳，必惊狂，卧起不安者，桂枝去芍药加蜀漆牡蛎龙骨救逆汤主之。

《素问·生气通天论》说："阳气者，精则养神，柔则养筋。"又说："因于寒，欲如运枢，起居如惊，神气乃浮。"用火法过汗损伤心阳及心神，故见惊狂起卧不安，可参阅第64条桂枝甘草汤证和第118条桂枝甘草龙骨牡蛎汤证，都是阳虚伤神所致，不过本条重些而已，故牡蛎重用五两、龙骨四两。蜀漆治痰饮。

（五）四逆汤减法

1.四逆汤去甘草法

（1）干姜附子汤

第61条：下之后，复发汗，昼日烦躁不得眠，夜而安静，不呕不渴，无表证，脉沉微，身无大热者，干姜附子汤主之。

本条是汗下后导致阳虚阴盛证。汗下后已"无表证""不呕不渴"无里热。"脉沉微"是里部阴盛阳虚。阳虚神扰则"昼日烦躁不得眠"，阴盛主静则"夜而安静"。"身无大热"是四逆汤内寒外热之轻证。阳虚不至于衰，故可撑得起用干姜、附子大辛热药顿服温阳散寒，而不用炙甘草甘温内守。若是阳虚欲亡的急危证，断断不可用干姜附子汤顿服。

（2）四逆汤去附子法

第29条：伤寒，脉浮，自汗出，小便数，心烦，微恶寒，脚挛急。反与桂枝欲攻其表，此误也，得之便厥，咽中干，烦躁吐逆者，作甘草干姜汤与之，以复其阳。

此乃四逆汤去附子，将炙甘草加至四两、干姜加至二两以加强温中的力量。伤寒伤人阳气，故见脉浮、自汗出、微恶寒太阳表证。阳虚神伤则心烦，伤津液濡养筋脉则"脚挛急"。阳虚不摄敛津液则小便频数。此属阴阳两虚之证，误作感受外邪表证而投桂枝汤发汗攻其表，是为误治，随后出现"得之便厥，咽中干，烦躁吐逆"证。《灵枢·邪气脏腑病形》说："阴阳形气俱不足，勿取以针，而调以甘药。"故加炙甘草至四两取其甘温守中，以补精益气。

（3）四逆汤去干姜法

第175条：风湿相搏，骨节疼烦，掣痛不得屈伸，近之则痛剧，汗出，短气，小便不利，恶风不欲去衣，或身微肿者，甘草附子汤主之。

此条也是皮肉脉筋骨五体为病，属于风寒湿痹证，当以湿邪为主。

甘草附子汤乃桂枝附子汤去掉养血祛寒的生姜、大枣而加祛湿的白术二两，且附子减为二枚，可知重点不在里部脾胃养血祛寒，而在外之五体，故重用桂枝四两以解外，使桂枝、附子、白术一起解五体之邪，如桂枝附子汤去桂加白术方后说："初一服，其人身如痹，半日许复服之，三服都尽，其人如冒状，勿怪。此以附子、术并走皮内，逐水气未得除，故使之耳，法当加桂四两。"病在外之五体，当以汗解，故云"初取得微汗则解"。甘草附子汤以桂枝、炙甘草、制附子大补少阳三焦相火阳气，以白术祛湿。

桂枝附子汤虽然与桂枝去芍药加附子汤药味相同，但本方重用桂枝和附子，桂枝重用四两，比桂枝去芍药加附子汤多一两，附子重用三枚，比桂枝去芍药加附子汤多二枚，可见表阳虚衰之重。本方中有"补心之峻剂"桂枝甘草汤，故仍属太阳表剂。

从"大便硬，小便自利"推知，本证当有宋本《伤寒论·辨痉湿暍脉证第四》所说"湿痹之候，小便不利，大便反快"证。但服桂枝附子汤后，大便由溏变硬，小便由不利变为通利，说明表阳得以恢复运行，风寒湿驱逐而表解，上窍通则下窍也通，现在仅有湿气而已，故去桂枝而加"主风寒湿痹死肌"并"逐皮间风水"的白术，以"附子、术并走皮内"，增强其逐湿通滞之力而开通三焦。从白术有开"痹"及激活"死肌"症状看，其必有开通少阳三焦通腠理之功能。如果初服后，"其人身如痹""三服都尽，其人如冒状"，此属"水气未得除"，故再加桂枝四两，通阳化湿利小便，以驱逐水气。

（六）四逆汤加法

1.四逆加人参汤（人参四逆汤）

第385条：恶寒脉微而复利，利止，亡血也，四逆加人参汤主之。

霍乱下利伤阳伤阴，伤阳则恶寒脉微而复利。少阳阳气不足，脾胃虚弱不化水谷则营卫血气不生，营血本源亏损，即便是"利止"，也会"亡血"，何况下利本伤阴液。不可单从脱液论。用四逆汤回阳救逆，加人参大补元气而生津液。

2. 茯苓四逆汤

第 69 条：发汗，若下之，病仍不解，烦躁者，茯苓四逆汤主之。

本条以人参四逆汤为基础而加茯苓四两。人参四逆汤证是阴阳两伤，第69 条汗下后也是阴阳两伤。虽然都是阴阳两伤，但人参四逆汤证偏于阴伤重而"亡血"，茯苓四逆汤证偏于阳伤重而损神"烦躁"，故加茯苓四两健脾益气养心安神。《药性论》说茯苓："开胃，止呕逆，善安心神。"

3. 通脉四逆汤

第 317 条：少阴病，下利清谷，里寒外热，手足厥逆，脉微欲绝，身反不恶寒，其人面色赤。或腹痛，或干呕，或咽痛，或利止脉不出者。通脉四逆汤主之。

第 370 条：下利清谷，里寒外热，汗出而厥者，通脉四逆汤主之。

"下利清谷"是太阴脾"脏寒"所致，寒湿甚重则手足厥逆，脾主四肢也。寒湿重则下流于肾而见少阴四逆汤证。"里寒"极，阳不得入阴在外而热，乃阴盛格阳于外。阳衰于外则汗出。寒重凝结则脉不通而现"脉微欲绝"，非亡阴也。通脉四逆汤就是四逆汤中的干姜加倍成三两，加强了四逆汤的温中通阳作用，以释寒凝通脉。第 148 条说少阴"阴不得有汗"，则阳气怫郁于上而见"面色赤"，则用葱白辛温通表阳治面赤。寒凝血瘀腹痛则加芍药活血通络止痛。胃寒上逆而呕加生姜散寒降逆。咽痛加桔梗利咽开结。从第 385 条知道"利止脉不出"是"亡血"，故加人参益气阴以复脉。

第 390 条：吐已，下断，汗出而厥，四肢拘急不解，脉微欲绝者，通脉四逆加猪胆汤主之。

吐下两伤阴阳。伤阳则"汗出而厥"，伤阴过重，一是不养筋脉则"四肢拘急"，二是"亡血"脉中营血亏，故用通脉四逆汤通阳，用猪胆汁益阴滋液复脉。

4. 结语

通过对《伤寒论》桂枝汤治表和四逆汤治里的探讨（见图 6-2），可以发现其表指太阳心，其里指太阴脾，里不指少阴肾，符合《灵枢·营卫生会》所说"太阴主内，太阳主外"，并且发现桂枝汤不是解表剂，而是扶阳剂，名小阳旦汤，与大阳旦汤一起，共同补充少阳三焦相火之不足。

少阳和太阴共同主中焦，是五运六气标本中气理论中从本火湿的两经，少

```
                                               桂枝加葛根汤
┌─────────────┐                                桂枝加桂汤法
│  太阳主外    │                                桂枝加附子汤
│  扶阳解表    │                    桂枝汤加法   桂枝加芍药和加大黄法
│  病发于阳    │                                桂枝加芍药生姜各一两人参三两新加汤法
│  病在三阳    │                                桂枝加厚朴杏子汤
│  太阳阳明合病 │                                小建中汤
│  太阳少阳合病 │                                乌头桂枝汤
│  三阳合病    │
└─────────────┘
扶阳桂枝汤
                                               桂枝去桂加茯苓白术汤
                                               桂枝去芍药加蜀漆牡蛎龙骨救逆汤
                                    桂枝汤减法   桂枝去芍药汤
┌─────────────┐                                桂枝去芍药加附子汤
│  太阴主内    │                                桂枝附子汤
扶阳│  温阳回逆    │
│  病发于阴    │            太阴虚寒法——大建中汤、理中丸
│  病在三阴    │                                四逆汤去甘草法——干姜附子汤
│  太阴少阴合病 │            四逆汤减法          四逆汤去附子法——甘草干姜汤
│  太阴厥阴合病 │                                四逆汤去干姜法——甘草附子汤
│  三阴合病    │
└─────────────┘                                四逆加人参汤
扶阳四逆汤                                      茯苓四逆汤
                            四逆汤加法          通脉四逆汤
                                               通脉四逆加猪胆汁汤
                                               白通汤、白通加猪胆汁汤
```

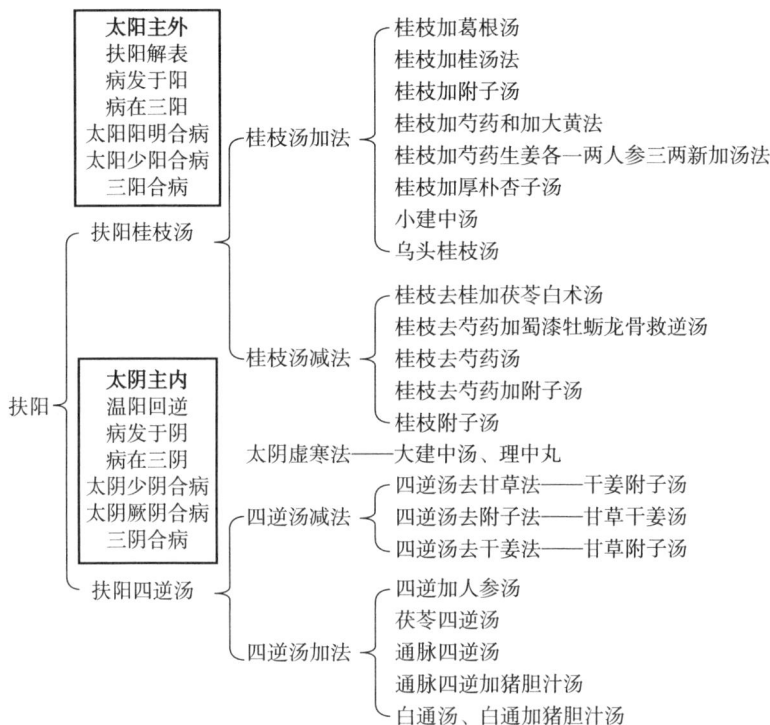

图6-2 《伤寒论》表里扶阳图

阳太阴为生之本，主生死。营卫生于胃肠水谷，一名胃气，一名神，营卫与神同源，如《素问·八正神明论》说："血气者，人之神。"《素问·六节脏象论》说："天食人以五气，地食人以五味；五气入鼻，藏于心肺，上使五色修明，音声能彰；五味入口，藏于肠胃，味有所藏，以养五气，气和而生，津液相成，神乃自生。""胃气"生在这里，"神"生在这里，《素问·移精变气论》说："得神者昌，失神者亡。"《灵枢·平人绝谷》说："神者，水谷之精气也。"《灵枢·营卫生会》说："血者，神气也。"《灵枢·天年》说："失神者死，得神者生也。"又说："百岁，五脏皆虚，神气皆去，形骸独居而终矣。"少阳太阴为生之本主生死，故张仲景特别重视少阳太阴，用桂枝汤扶少阳之阳，用四逆汤泻太阴寒湿，泻阴之盛，扶阳之虚，乃治伤寒不二法门。《伤寒论·伤寒例》说："阳虚阴盛，汗之则愈，下之则死。"故用桂枝汤扶阳发汗解表（喝粥、温覆则发汗），用四逆汤温中泻寒湿。

"太阴主内，太阳主外"六经欲解时图见图6-3。

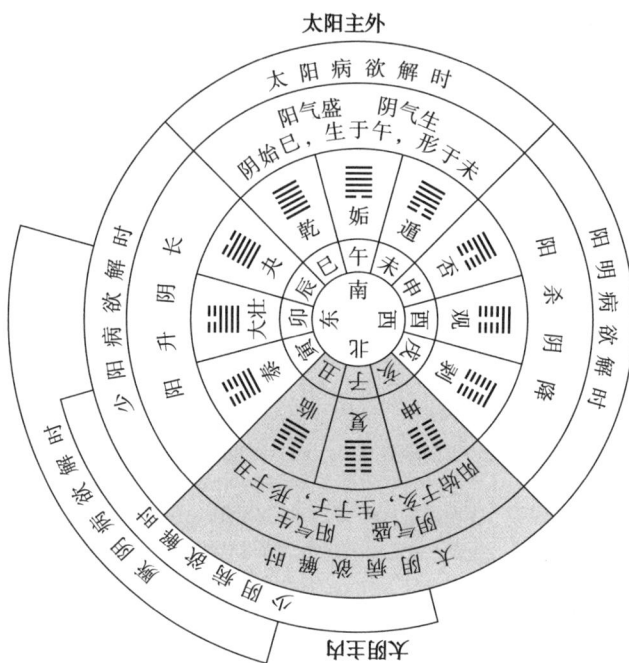

图 6-3 "太阴主内，太阳主外"六经欲解时图

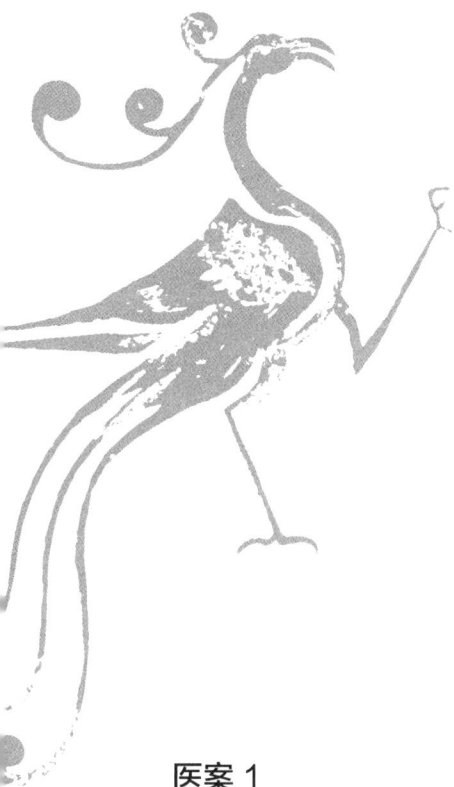

医案 1

某女　1972 年 7 月 3 日出生（阴历），壬子年

2023 年 2 月 3 日初诊。

症状：更年期失眠，彻夜难眠，烘热汗出，烦躁，情绪易激动，梅核气。情绪激动后，心脏刺痛、疼痛时间 2～3 分钟，引起后背疼痛，西医检查左心室舒张功能降低。新冠阳康后走路喘。膝关节疼痛，肘关节疼痛，肩关节疼痛，髋关节疼痛，腰两侧中间疼如刀割。右脚踝上无力，如踩棉花。尿酸略高，左脚大拇趾头痛。颠顶发麻。情绪激动，后头两侧疼痛。天柱穴上下紧疼痛，跳痛。错构瘤。子宫肌腺瘤。乳腺增生。左胁肋下着凉后经常疼痛（章门穴）。中度脂肪肝。有 TCT，HPV，宫颈环切后阴性。眼睛干涩。鼻炎，鼻子发干。甲状腺结节（二级）。怕冷，怕热，上半身出汗。口干，咽炎。消化差，大便先干后稀，小便异味重，发黄，尿潜血（+++）。上半身热，小腹凉，胀疼，下肢凉。颈椎退行性病变。月经紊乱（绝经）。血脂稍高。习惯性流产 5 胎，第 6 胎卧床保住了。

舌诊：舌淡，舌前少白苔，舌中后部白苔根部甚，舌中凹陷，舌中裂纹，舌下静脉怒张。舌象见图 7-1、7-2。

脉诊：肺脉独大。

诊断：三焦阳虚，水道不利。

处方：

天花粉 30g　瞿麦 10g　炮附子 50g（先煎半小时）　茯苓 30g

生山药 50g　生白术 30g　生白芍 30g　生姜 50g

葛根 60g

6 剂，日 3 次，饭前服，禁生冷辛辣。

针刺：关元穴使用烧山火手法，舌下静脉放血。

按：本案乃三焦阳气虚而有水气。头气街、胸气街、腹气街、胫气街全乱。肩、肘、髋、腘都痛、五脏皆病。

《灵枢·邪客》说："肺心有邪，其气留于两肘；肝有邪，其气流于两腋；脾有邪，其气留于两髀；肾有邪，其气留于两腘。凡此八虚者，皆机关之室，真气之所过，血络之所游，邪气恶血，固不得住留，住留则伤筋络骨节，机关不得屈伸，故拘挛也。"

《金匮要略·水气病脉证并治》说："诸有水者，腰以下肿，当利小便；腰以上肿，当发汗乃愈。"

此患者舌苔根腻，水湿在下日久伤阴，则有中下部裂纹，阳不生阴不长故口干、咽炎。故用瓜蒌瞿麦丸和真武汤温阳利水养阴。

《金匮要略·水气病脉证并治》说："治下焦阳虚，小便不利，有水气，其人苦渴，腹中冷者方。瓜蒌根二两，茯苓、山药各三两，炮附子一枚，瞿麦一两。为末，炼蜜为丸，梧桐子大。饮服三丸，日三服，不知，增至七、八丸，以小便利，腹中温为知。"

《金匮要略心典》说："此下焦阳弱气冷，而水气不行之证，故以附子益阳气，茯苓、瞿麦行水气。观方后云"腹中温为知"可以推矣。其人苦渴，则是水寒偏结于下，而燥火独聚于上，故更以薯蓣、瓜蒌根除热生津液也。夫上浮之焰，非滋不息；下积之阴，非暖不消；而寒润辛温，并行不悖，此方为良法矣。欲求变通者，须于此三复焉。"

《医宗金鉴》说："小便不利，水蓄于膀胱也。其人苦渴，水不化生津液

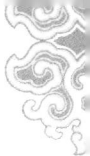

也。以薯蓣、无花粉之润燥生津，而苦渴自止；以茯苓、瞿麦之渗泄利水，而小便自利；更加炮附宣通阳气。上蒸津液，下行水气，亦肾气丸之变制也。然其人必脉沉无热，始合法也。"

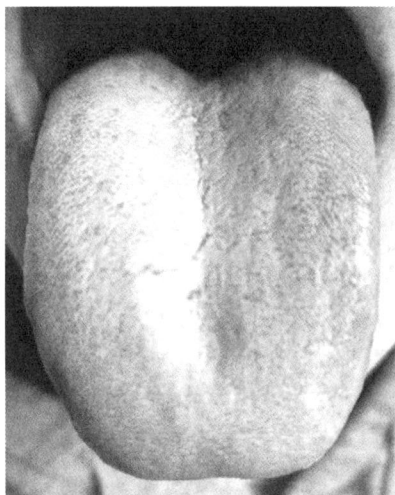

图 7-1

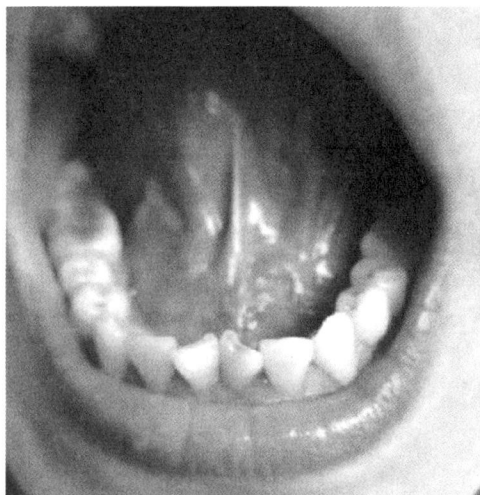

图 7-2

医案 2

某男　1970 年 3 月 11 日出生（阴历），庚戌年，安徽。

2023 年 7 月 27 日初诊。

症状：患糖尿病 18 年。左眼看不见。乏力，肠胃消化差，大便干，2～3 天 1 次，羊粪球状，小便细，量少。胃反酸烧心。乏力。口服西药控制不好，于 2023 年 6 月 28 日注射胰岛素后血糖控制正常。双脚肿。今年高血压 175/110mmHg，口服降压药后 110/70mmHg。怕冷，手脚凉。上半身出汗，上半身皮肤痒。口干，嗓子会哑，鼻炎 29 年，饮食量少。脐上腹胀。

舌诊：舌淡，舌尖红，舌前少白苔，舌中后白苔，舌中后大裂纹。舌象见图 7-3、7-4。

脉诊：脉沉。

诊断：糖尿病。

处方：

炮附子 50g（先煎 1 小时）　干姜 30g　炙甘草 50g　生地黄 30g

炒白芍 30g　川芎 20g　当归 30g　生黄柏 20g

生鸡内金 30g

6 剂，日 3 次，饭前服，首服饭后喝粥发汗，禁生冷辛辣。

针刺右申脉。

医嘱：增加主食。

按：患者出生于庚戌年，庚为金运太过则性燥寒，戌为太阳寒水司天，太阴湿土在泉，寒湿体质，可知此人阳气不足矣。庚金燥气太过而大便干如羊屎球，肺病导致鼻炎 29 年。寒湿伤阳，少阳相火不足则怕冷、乏力、手足凉。燥寒伤而脾胃阳虚发病腹胀、肠胃消化差，导致糖尿病 18 年。李东垣说，阳虚不升，阴精不上奉，心血亏虚，因糖尿病控制饮食而胃中空虚，于是心中阴火生，故上半身出汗，上半身皮肤痒，口干，嗓子哑。糖尿病导致左眼看不见，糖尿病导致肾病而双脚肿。

患者发病以燥寒湿为本，故重用四逆汤复阳。用四物汤加黄柏补心血降阴火。首服饭后喝粥发汗，开鬼门以通腑。

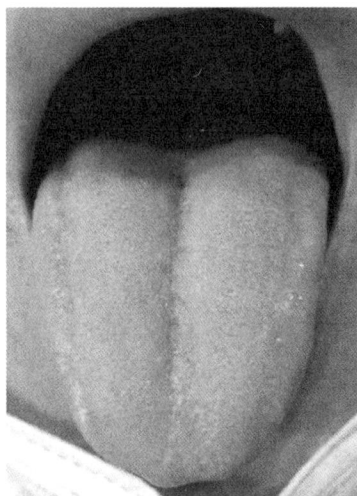

图 7-3

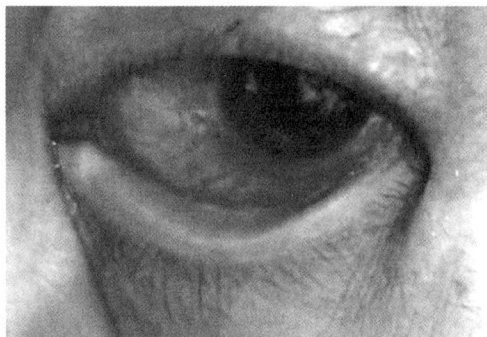

图 7-4

2023 年 8 月 3 日来诊：

药后：于 2023 年 6 月 28 日注射胰岛素后血糖控制较好（胰岛素减量）。左眼看不见，左眼巩膜血丝多。乏力好转。大便不干了，1～2 天 / 次。反酸好转。小便量较前增多。

服药后，双脚肿痊愈。怕冷好转，手脚凉好转。上半身出汗，上半身皮肤痒好转。口干好转。鼻炎痊愈。发汗后周身汗出。腹胀。

舌诊：舌淡，舌前少白苔，舌中少白苔，舌根白苔，舌两边白苔，舌中大裂纹。

脉诊：脉沉。

处方：

炒山药 30g　炮附子 50g（先煎 1 小时）　干姜 30g　炙甘草 50g

生地黄 30g　炒白芍 30g　川芎 20g　当归 30g

生黄柏 20g　生鸡内金 30g　炒神曲 6g　生麦芽 6g

7 剂，日 3 次，饭前服，禁生冷辛辣。

2023 年 8 月 24 日五诊：

药后：大便不规律，软。烧心。空腹血糖降低（胰岛素减量）。左眼可睁开了，但看不见。血压控制良好，由半片降压药减量至不吃了。

舌诊：舌淡，舌边尖少白苔，舌两边白苔，舌根白苔，舌中裂纹，舌边齿痕。舌象见图 7-5、7-6。

脉诊：脉微浮。

处方：

仙鹤草 60g　熟地黄 50g　巴戟天 15g　麦冬 20g

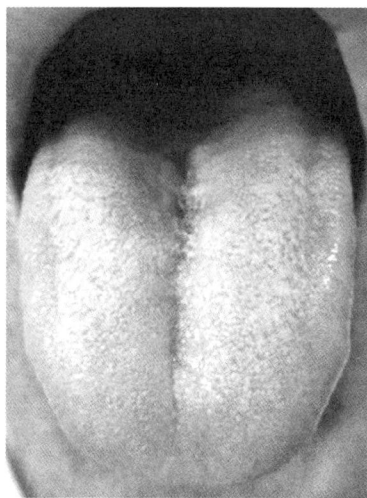

图 7-5

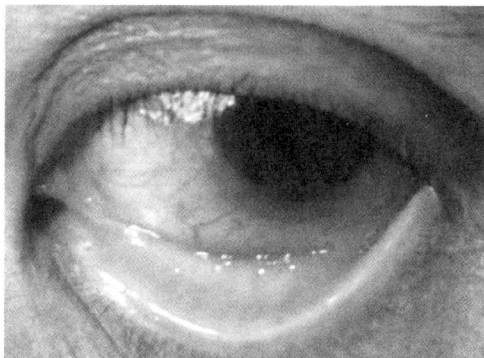

图 7-6

茯苓 10g　五味子 10g　生地黄 30g　百合 30g

炒山药 120g　炮附子 80g（先煎 1 小时）　干姜 40g　炙甘草 90g

生鸡内金 30g　炒神曲 6g　生麦芽 6g

7 剂，日 3 次，饭前服，禁生冷辛辣。

针刺左脚申脉、照海，左太阳穴针刺放血。

医嘱：因注射胰岛素后血糖控制较好（胰岛素减量），增加主食。

按：五诊，针申脉、照海后立马左眼立马就目明能看见了。原方去四物汤加黄柏，改为引火汤以善后。继续减胰岛素的量。

医案 3

某女　1933 年 12 月 22 日出生，癸酉年，河北人。

2023 年 3 月 24 日初诊。

症状：大便困难，5～7 天 1 次，长期服麻仁润肠丸后，便不干，排便无力，前干后稀，患糖尿病，空腹血糖 12～13 mmol/L（未服药）。春节后有胸腔积液，心衰，ICU 救治 1 周，出院后咳嗽，呃逆，房颤，睡眠差，胸闷，气短，大便不行服泻药，用开塞露，神志恍惚，血常规正常，坐卧不安，循衣理线，夜里睡一二十分钟就醒，晚上易恍惚，不清醒，出汗少，鼻塞。

舌诊：舌淡，少苔，舌中裂纹。舌象见图 7-7。

脉诊：脉浮大。

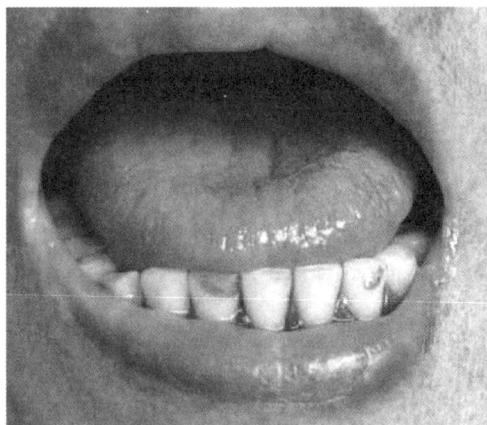

图 7-7

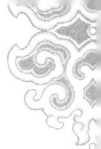

诊断：心衰。

处方：

桂枝 15g　　白芍 30g　　生姜 15g　　大枣 6 枚

炙甘草 10g　　饴糖 30g　　葶苈子 15g　　生白术 60g

射干 15g

6 剂，日 3 次，饭后服，首服喝粥发汗，禁生冷辛辣。

按：患者生于癸酉年，癸运不及是火衰而寒，酉是阳明燥寒司天，患者阳气不足而导致糖尿病、大便困难。阳气者，精则养神，柔则养筋。故用小建中汤——大阳旦汤扶阳祛燥寒治本，首服喝粥发汗，开鬼门以通腑。前后治疗两个月康复。